银屑病科普手册

银屑病的防治

潍坊东方银屑病研究院／主编

U0189617

中国海洋大学出版社

·青岛·

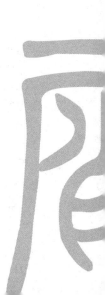

图书在版编目（CIP）数据

银屑病科普手册：银屑病的防治/潍坊东方银屑病
研究院主编.—青岛：中国海洋大学出版社，2019.5（2021.6重印）
ISBN 978-7-5670-2213-3

Ⅰ.①银… Ⅱ.①潍… Ⅲ.①银屑病—防治—手册
Ⅳ.①R758.63-62

中国版本图书馆 CIP 数据核字（2019）第 089189 号

出版发行	中国海洋大学出版社
社　　址	青岛市香港东路 23 号　　邮政编码　266071
出 版 人	杨立敏
网　　址	http://pub.ouc.edu.cn
责任编辑	王　慧　　　　　　　电　　话　0532-85901984
电子信箱	shirley_0325@163.com
订购电话	0532-82032573（传真）
印　　制	蓬莱利华印刷有限公司
版　　次	2019 年 5 月第 1 版
印　　次	2021 年 6 月第 2 次印刷
成品尺寸	145mm×210mm
印　　张	5.5
字　　数	116 千
印　　数	1-3500
定　　价	22.00 元

如发现印装质量问题，请致电 13964518613，由印刷厂负责调换。

拥有健康，享受生活

人的一生追求的东西太多，事业、权利、地位、金钱、爱情……但这一切都和健康有关，如果没有了健康作载体，什么都成了"浮云"。地位是暂时的，荣誉也会过去的，金钱是身外之物，唯有健康才是自己的！健康是唯一不能被剥夺的财富！没有了健康就没有一切！

那么，什么是健康呢？世界卫生组织提出：健康是身体、心理与社会的完好状态，而不仅仅是没有疾病或不虚弱。影响健康、导致疾病的主要危险因素包括以下几个方面：环境（占17%）、遗传（人类的生物因素，占15%）、保健服务（医疗条件，占8%）、行为和生活方式（占60%）。其中，行为和生活方式引起的慢性病占一半以上的比例。所谓慢性病，是慢性非传染性疾病的简称，是指以生活方式、环境因素为主引起的心脑血管疾病、肿瘤、糖尿病、慢性呼吸道疾病、银屑病等为代表的一组疾病。慢性病的特点有：发病隐匿，潜伏期长；找不到病原体，只有危险因素；多因素致病，一果多因；一体多病，一因多果；相互关联，共同依存；增长速度加快，发病年龄呈年轻化（井喷状态）。令人担忧的严峻现实是：

- 吸烟率居高不下；
- 学习、生活、社会压力过大；
- 80% 以上的人对食盐、食油摄入量远超过推荐标准；
- 50% 的人对蔬菜、水果摄入量不足；
- 进行体育锻炼者所占比例较低；
- 超重者超过 3 亿，肥胖者超过 1 亿；
- 高血压病患者超过 2 亿；
- 糖尿病患者超过 9000 万；
- 高脂血症患者超过 3000 万。

面对如此怵目惊心的数字，该如何预防慢性病？维护健康靠什么？

靠钱吗？答案是否定的。钱买不来健康，目前国内养生保健市场很大，受健康信息供不应求和保障体系不健全的影响，一些伪专家和某些媒体不断推出不科学的养生观：如鸡血疗法、卤碱疗法、绿豆疗法、泥鳅疗法……还推出了不少所谓的保健品。有些人不惜花重金跟着广告追健康，结果越追越不健康，他们被伪科学给忽悠了。

靠医院和医生吗？答案也是否定的。医生、新设备也无法保证你的健康。举个例子来说：以前没有冠状动脉支架，现在市场上销售额每年超过 200 亿美金。支架的使用对减少二次心肌梗死的风险非常有效（80%~90%），但在 6 个月内有 10%~20% 再堵上。于是发明了带抗凝药的支架，更加昂贵。有的人安装好几个支架，心脏都快成"铁疙瘩"了，最后也难逃心衰的厄运。

其实,健康的金钥匙就掌握在我们自己的手中,预防慢性病要靠自我健康管理,最好的医生是自己,最好的处方是心态和知识。我们总结了 26 年来研究治疗银屑病的经验,凝练出这本《银屑病科普手册——银屑病的防治》小册子,让更多的人科学、正确地认识银屑病,树立正确的就医观,希望本书中防治银屑病这种慢性病的知识能够帮到更多需要帮助的人。

本书在编写过程中,本着实用、全面、可操作的原则,参考了国内外众多学者、前辈的专著或行业标准,在此表示衷心的感谢。由于编者的能力问题,书中难免存在不足之处,恳请专家、同行及广大读者不吝批评指正。

编者

2018 年 11 月

目　录

第二章 / 未解之谜——银屑病病因探究

第三章 / 五花八门——银屑病的临床表现

第四章 / 不幸的是你吗——银屑病的检查与诊断

第五章 / 银屑病的治疗指南

第六章 / 银屑病的物理疗法

第七章 / 银屑病的水浴疗法

第八章 / 吃到病自除——银屑病的饮食疗法

第九章 / 勿忘祖国瑰宝——银屑病的中医治疗

第十章 / 三分治七分养——银屑病的康复与预防

第一章

皮肤顽疾之首

——银屑病导读

1 / 此"癣"非彼"癣"

银屑病俗称牛皮癣，但是牛皮癣之"癣"与我们平常所说的"癣"，如股癣、脚癣、头癣等有着根本的不同。因为股癣、脚癣、头癣等"癣"是由真菌感染所引起的，有着明确的致病微生物，也可以使用抗真菌的药物治疗，然而，牛皮癣的"癣"并无明确的病因，更无确切的感染因素，它的发病原因是比较复杂的。

> 牛皮癣之"癣"非体癣之"癣"，了解这一点对治疗至关重要。

2 / 银屑病是一种传染病吗？

银屑病不是由致病微生物（细菌、真菌、病毒）引起的，因此日常的接触是不会传染给其他人的。很多患者对银屑病还是不怎么了解，担心银屑病是一种传染病，为了避免传染给其他人不得不把自己隔离起来，有的患者甚至害怕银屑病能够遗传，担心这种病会遗传给下一代，因此不敢结婚、不敢生孩子。这些情况都给病人造成了巨大的精神压力，身体和心理都承受着极大的痛苦，有的患者因为承受不了这么大的压力有了轻生的念头，这充分说明了心理压力对机体的损伤远远大于银屑病本身对机体的损伤。

3/ 不可轻信偏方

银屑病是一种顽固的皮肤疾病，不仅治疗难，而且其皮损及其所伴有的瘙痒给患者的身心造成巨大伤害，所以，多数患者开始寻找治疗银屑病的偏方。如今，很多所谓的偏方，其实并没有科学依据，所谓偏方也都是以前患者所积累的经验，使用范围比较局限。

除此之外，银屑病的治疗偏方（图1-1）中多含有一些有害物质，虽然能起到暂时的治疗作用，但却严重影响了患者的身体健康，不仅不利于银屑病的治疗，反而还会导致病情加重。

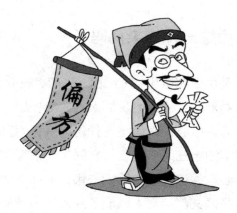

图1-1　不可听信偏方

　　银屑病的病因多样，症状表现复杂，所以患者应到正规医院诊疗，切忌相信偏方，以免导致病情恶化，耽误最佳治疗时机。

4/ 银屑病会癌变吗？

　　银屑病与皮肤癌的发生有着某些病因和发病机制上的相似之处，都同样涉及细胞过度增生和有丝分裂的速度过快，具有遗传、代谢、生长和形态结构相似等特性。

　　但银屑病患者患皮肤癌的概率高低目前还有很多的争议，有的专家认为银屑病患者患皮肤癌的概率高，有的专家认为概率很低，也就是说，没有证据表明银屑病与皮肤癌有直接的关联。

　　　　银屑病本身与皮肤癌并无直接关系，但是因后期治疗不规范可导致皮肤癌变。因此警告人们不能进行过度的不正规治疗，否则不但银屑病没有治愈，还可能引发其他的危害健康的疾病。

5/ 银屑病能治愈吗？

　　银屑病病因不明，不能像用抗生素治疗某一种感染性疾病那样直接明确，所以，不存在什么特效药可以对其"药到病除"。但是患者一定要有耐心，找对医院，选择合适的治疗方案对症治疗，银屑病是可以达到临床治愈的。我们可以通过寻找诱因、祛除诱因，从多方面入手，促进银屑病的治愈，减少复发，甚至达到完全治愈。

在一般的情况下，如果银屑病患者及时发现病情，并进行正规的治疗，疾病是可以逐渐缓解和治愈的，再进行一段巩固治疗，可以稳定病情，不至恶化。

银屑病患者要想早日治愈该病及预防病情复发，除了及时到正规、专业的医院治疗外，还应该在生活中做好防护措施，以保证疾病的有效预防。

6/ 你对皮肤知多少

在生活中，我们天天和自己的皮肤打交道，接触皮肤，有时它比较粗糙，有时细腻，有时会起痘，有时突然多了几条细纹，有时会忽然青了一块，而患银屑病时皮肤会出现过度的皮屑脱落，这些问题是什么原因引起的呢？这就要从皮肤的结构与功能说起。

皮肤覆盖在人体的最外层，是人体的天然屏障，对人体起着保护作用。同时，皮肤的变化也反映出身体内部的问题，因此皮肤健康是人体健康的一项重要指标。

成人皮肤的面积为 1.5~2.0 平方米，厚度为 0.5~4 毫米（不包括皮下组织），占人体总体重量的 8%~15%。不同部位的皮肤厚薄不一，眼睑最薄，手掌脚掌最厚。从面积和重量来说，皮肤是人体最大的器官。皮肤中有丰富的血管、淋巴管及神经。神经可接受和传导各种物理性、机械性和其他的一些刺激，使皮肤成为一个灵敏的感觉器官。

　　皮肤（图1-2、图1-3）还是机体的一个重要的防御器官，参与机体的免疫作用，反映机体免疫功能的变化。皮肤与人的精神生活、健康状况、营养条件密切相关。皮肤的结构和功能如下。

　　（1）表皮：表皮分五层，从内到外依次是基底层（婴儿期）、棘细胞层（成熟期）、透明层、颗粒层（衰老期）、角质层（死亡期）。

　　①基底层：由基底细胞和黑色素细胞构成，是表皮的最下层，与真皮层呈波浪形连接，是所有上层细胞的生化之

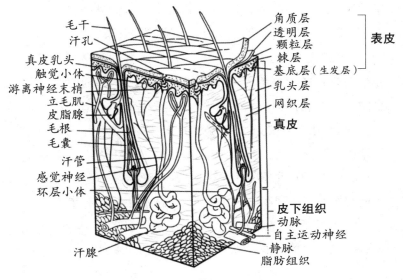

图1-2　皮肤结构图

源，具有分裂、增生、繁殖的作用，又称生发层。基底细胞有产生新细胞的能力，直接从真皮层的乳头层中的毛细血管中吸收营养，分裂、增生出新的细胞，其分裂周期为19天。一般夜间分裂旺盛，白天分裂受到抑制。当人的皮肤受到外伤，表皮层受损时，基底细胞会加快分裂繁殖，修补破损，伤口愈合不留痕迹。黑色素母细胞稀疏地分布在基底细胞之间，有分泌黑色素颗粒的作用，能够吸收紫外线，防止其射入体内而伤害内部组织。

②棘细胞层：位于基底层之上，由基底细胞变化而来，具有较强的生命力。棘细胞层由4~8层带棘的多角形细胞构成，是表皮中最厚的一层，细胞之间棘突相连，细胞中含有大量的组织液，为细胞提供各种营养并将废物带回到静脉。棘层中有许多感觉神经末梢，可以感知外界各种刺激。最下层的棘细胞有分裂功能，参与创伤愈合。

③颗粒层：位于棘层之上，由2~4层的菱形细胞组成，细胞中有许多大小不等、形状不规则的透明角质颗粒，称为晶样角素，有折射光线的作用，可减少紫外线射入体内。

④透明层：仅见于手掌和足跖的表皮，由处于角质层和颗粒层的2~3层扁平、界限不清、紧密相连的细胞构成。细胞内含有角质母蛋白，与张力细丝融合在一起，有防止水及电解质通过的屏障作用。透明层吸水性强，耐摩擦。

⑤角质层：是表皮的最外层，由4~8层扁平无核角化细胞构成，其细胞核消失，细胞质干燥而形成纤细的纤维，细胞膜增厚且褶皱不平，与邻近的角化细胞的边缘相互折

叠，细胞中充满了角质蛋白，它比较坚韧，对物理因素（紫外线、湿度、温度）和化学因素（酸、碱）等所造成的损伤，均有新的角化细胞来补充。角质层的形成和脱落经常处于平衡状态。角质层过厚，会使皮肤看上去发黄、发暗，而且缺乏光泽，从而影响皮肤的吸收功能。因此，在做皮肤护理时，利用磨砂、去角质等产品定期去除过厚的角质细胞，能使皮肤细嫩而富有光泽，同时也提高皮肤对营养物质的吸收能力，达到理想的护肤效果。

表皮新陈代谢的过程：表皮的各层由角化过程中不同阶段的细胞形成，基底细胞是所有上层细胞的生发之源，它不断地产生新细胞，并逐渐向上层推移代谢，最后蜕变成无核的角化死细胞，以皮屑的方式脱落。从基底细胞的生成到变成皮屑脱落大约需要 28 天的时间。

（2）真皮：是腺体、血管和神经的大本营，是皮肤的支撑系统。真皮位于表皮之下，与表皮呈波浪形连接。可分为两层：即在上部的较薄的乳头层和下部的较厚的网状层。

（3）皮下组织：位于皮肤最深层，其厚度约为真皮的5 倍，主要由脂肪细胞和疏松的结缔组织构成。含有丰富的血管、淋巴结、神经、汗腺和深部毛囊等。

（4）皮肤附属器官。

①汗腺：分为大汗腺和小汗腺。大汗腺分泌物为浓稠的乳状物，含蛋白质、糖类和脂肪；小汗腺除口周、指甲以外广泛分布于全身，尤其以手掌、脚底、前额、腋下等处最多，可分泌汗液，主要成份为水，无机盐和少量尿素、尿酸等代

谢物。

②皮脂腺：分泌皮脂，一种油状混合物。面部皮脂腺最丰富，分泌皮脂也多。皮脂最旺盛时期一般是 19~37 岁，幼儿时期皮脂分泌少，进入青春期后皮脂腺肥大，皮脂分泌旺盛。女性到更年期皮脂分泌迅速下降，而男性到 60 岁变化也不大。男性皮脂腺分泌比女性多，黑种人皮脂腺分泌比白种人和黄种人多。皮脂腺的分泌昼夜不停，所以将面部某处皮脂擦净后，约 30 分钟后该部位的皮脂就能恢复到擦前的程度。

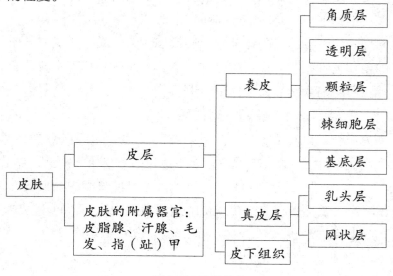

图 1-3 皮肤结构

（5）皮肤的功能。

①皮肤的保护功能：

防御机械性刺激：皮肤犹如一张不透水的韧膜，完整地覆盖在体表。皮肤的表皮坚韧，真皮富有弹性，皮下组织有软垫作用，能阻止机械性、摩擦性、挤压性的刺激，保护身体内部的组织器官不受侵害。

防御物理性刺激：皮肤表面的皮脂腺，能调节水分，阻止过多的蒸发与散失，使组织能够保持适当的水分和润泽，使皮肤和内脏不受气温变化的影响而变得干燥。角质层有一定的绝缘力，尤其在干燥的情况下不易传电。角质层的角蛋白及基底层的黑色素能将大部分日光折射，并能吸收紫外线，从而保护机体免于日光的损伤。

> 影响皮肤吸收的因素
> A.角质层的厚薄　角质层薄利于皮肤吸收。
> B.皮肤含水量的多少　皮肤含水量高利于皮肤吸收。
> C.毛孔打开的状态　毛孔充分打开有利于皮肤吸收。
> D.局部皮肤的温度　按摩、喷雾、热敷可帮助毛孔打开。

防御化学性刺激：致密的角质层能防止部分化学物质的渗入，汗液能洗涤皮肤，缓解轻度酸、碱化学物品的刺激。

防御生物刺激：皮脂膜呈弱酸性，可以抑制皮肤表面细菌的生长，阻止微生物侵入人体；脂肪酸具有杀菌作用。

②皮肤的感觉功能：皮肤内分布有感觉神经及运动神经，它们的神经末梢和特殊感受器广泛地分布在表皮、真皮及皮下组织内，以感受体内外的各种刺激，并引起相应的神

经反射，保护机体的健康。

③皮肤的分泌、排泄功能：皮肤内的腺体参与机体的代谢。汗腺分泌汗液，排泄体内的代谢废物。皮脂腺分泌皮脂，皮脂在皮脂腺内积聚到一定程度时，导管内压力增加，使皮脂从毛囊口排出体外。

④皮肤的吸收功能：皮肤具有吸收外界物质的能力，主要途径之一是外界物质渗透至角质层，再经表皮各层到达真皮而被吸收；途径之二是外界物质通过毛囊、皮脂腺和汗腺导管被吸收。

健康皮肤因有完整致密的角质层和皮脂膜，对与皮脂膜物理化学性质相似的物质较容易吸收。皮肤对于溶于油的物质吸收得好，如对脂溶性维生素 A、维生素 E、维生素 D 等吸收较好，而对于水溶性的维生素 B 族及维生素 C 吸收性较差。对于动物性脂肪吸收好，植物油次之，矿物油很难吸收。皮肤能吸收多种重金属，如金、汞、铅。某些漂白、祛斑的化妆品中含有少量的铅、汞，虽然能到达一定的祛斑、漂白的作用，但不能过多使用，否则会因过多吸收而造成铅、汞中毒。

⑤皮肤的呼吸功能：面部的角质层比较薄，且毛细血管丰富，又直接暴露于空气中，其呼吸作用较身体其他部位更为突出。

⑥皮肤的调节体温作用：人体各种生命活动正常进行需要比较恒定的体温作为保障，皮肤在体温的调节方面起重要作用。

⑦皮肤的新陈代谢：皮肤表皮有着细胞分裂、新陈代谢功能，晚上 10 点到凌晨 2 点是新陈代谢的旺盛时期，这个时候如果能休息好，更能促进皮肤细胞的分裂，加快皮肤的新陈代谢，达到延缓皮肤老化的目的。

⑧皮肤还参与整个机体的糖、蛋白质、类脂质、水和电解质、维生素及酶的代谢过程。皮肤是身体储藏水分的重要器官，约占人体水分的 1/4，仅次于肌肉而为人体第二"水库"。皮肤是盐类的主要储库，皮肤细胞与人体血液之间不断进行水和盐类的交换。

7/ 治疗银屑病为什么要趁早

银屑病患者在治疗的时候抓住最佳的治疗时机是很重要的。银屑病病程分为三期：进行期、静止期和退行期，银屑病初发的时候是最佳的治疗时机，特别是年轻的患者，一定要及早去正规医院接受治疗，以确保最佳的治疗效果。

银屑病患者在治疗的时候，还应该考虑治疗的安全性，银屑病属于特殊的皮肤病，对于患者的寿命并没有太大的影响，不要相信街边的广告，也不要相信街边的小诊所，因为这类医疗机构的技术不会非常先进，也没有医疗设备，很难对银屑病产生长期有效的治疗效果，患者一定要选择正规的、专业的医院进行治疗。

很多银屑病患者在治疗期间都是非常着急的，特别是青年患者，经常要求医生药量加大，滥用药物，这样很容易导致患者的身体尤其是肝脏的严重损害。

8/ 不幸的不仅仅是你一个

如果你得了银屑病，你认为很不幸，但是不幸的不止你一个，看看银屑病患者的患病情况：银屑病的发病率在世界各地差异很大，与种族、地理位置和环境因素有关（图1-4）。一般在自然人群中的发生率为 0.1%~3%。北美及北欧白种人的患病率约为 2%，按此估计美国的银屑病患者接近 600 万人。而日本人及北美、南美的黑人患病率相对较低。在美国每年有 15 万新发患者，其中大多数发病年龄不超过 30 岁。1984 年调查显示，我国银屑病的发病率约为 0.123%，到 2000 年底，我国银屑病患病人数达到 300 万~450 万人。

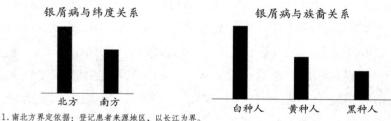

银屑病与纬度关系　　北方　南方

银屑病与族裔关系　　白种人　黄种人　黑种人

1.南北方界定依据：登记患者来源地区，以长江为界。
2.数据来源：潍坊东方银屑病研究院临床数据（1992-2017）。

参考：《银屑病患者必读》，杨雪琴。

图 1-4　纬度、族裔与银屑病发病比例关系

目前我国的银屑病患者总数，有 750 万~800 万。银屑病的患病率在逐年增高。

9/ 并非你的错

银屑病有家族倾向，这是无法改变的事情。银屑病患者亲属的患病率比普通群体对照组明显增高。1963 年 Lomholt 调查丹麦 Faroe 群岛 3 万居民中的 11000 人，结果发现银屑病的患病率为 2.8%。90% 的银屑病患者都至少有一个一级亲属或二级亲属受累，在患者的一级亲属中大约 25% 的人可能患病。

Hellgron 在瑞典进行类似研究，结果同样发现银屑病患者的亲属比普通人群或对照人群更易发病。一级亲属的患病率是 2.9%，普通人群总的患病率是 1.9%。

虽然银屑病有遗传倾向，但是并非 100% 的发病，随着一代一代的遗传，得银屑病的概率会越来越低。这也是令人欣喜的地方。

银屑病属于多基因遗传性疾病，而多基因遗传病的发生不仅是基因的作用，还有环境因素的作用。根据现有的研究证实：倘若免疫功能正常，即使有家族史，可以一辈子也不发生银屑病。

临床调查都显示：在妊娠期，大多数寻常型银屑病的患者皮疹会减轻甚至消退。有小部分病人在妊娠期皮疹不能缓解或加重，原因可能是其他因素对银屑病的影响，有待医学界的研究。但寻常型银屑病不妨碍孕育。

10/ 反反复复、扰人不断的银屑病

银屑病是一种具有显著遗传背景的疾病，有一系列复杂的免疫学异常。

从根本上讲，病情的反复发作是由疾病相关基因决定的，内外环境、不规范用药等因素（如精神因素、感染、创伤、不当的饮食、某些药物等）导致银屑病复发。临床症状消退时，体内的免疫状态异常未得到有效的纠正或完全的恢复，也是造成复发的重要因素。

单纯外用药治疗的患者复发较早，而只外用皮质类固醇激素的患者复发最快；外用药物结合系统治疗、光疗和光化学治疗、中医药治疗和联合用药等治疗方法的患者复发则相对较迟。

11/ 银屑病的危害

大多数的轻度患者除皮肤外其他器官不会因银屑病产生损伤，但是皮损发展成中度、重度，特别是红皮病型和脓疱型的患者就可能出现其他器官的损害，甚至危及生命。

严重的银屑病患者存在着肝脏的改变，银屑病患者应用肝毒性药物后易出现肝损伤，可能和患者本身已有的肝脏改变有关。

消化系统中胃肠道以及口腔黏膜会受到银屑病的累及，表现为唇红、口腔黏膜的白色环状红斑。银屑病患者由于皮

损广泛可能出现脂肪泻，皮损消退，脂肪泻也消失。

眼部病变见于严重银屑病中，眼睛各部分均可受累，表现为非特异性眼睑炎、结膜炎、虹膜睫状体炎、视网膜炎，也可累及角膜、晶体。严重者可致眼睛功能丧失。

心血管系统是银屑病最常受累的系统之一，皮损处有微循环异常。银屑病患者发生冠心病、高血压的概率比一般人要高。

肾脏受累：在银屑病活动期患者会出现血尿或蛋白尿，在皮损改善后消退，随之尿液检查恢复正常。

银屑病患者大量的脱屑会使蛋白质和其他营养物质流失，面色苍白、精神不振等也是各类重症银屑病的典型的表现，患者往往很容易感冒。如果患者的皮损面积过大且症状拖延多年不能治愈，还会导致低蛋白血症和营养不良性贫血的发生。

患者皮损不断增加，皮损部分也很容易引起细菌入侵，长时间不予治疗，就会引起败血症。

12/ 男女老少"通吃"的银屑病

各种年龄均可发生银屑病，但21~30岁发病者较多（图1-5）。男女的平均发病年龄分别为29岁和27岁。研究表明，发病年龄越早，病情越严重，治疗效果越差。

不论是白种人，黄种人，还是黑种人，均有银屑病患者。但白种人发病较多，黄种人次之，黑种人发病较少，甚至在南美印第安人和斐济岛上的土著人不患本病。种族差异反映了遗传因素对银屑病发病的作用。

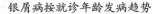

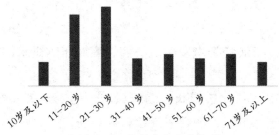

图 1-5　银屑病与发病年龄

数据来源：潍坊东方银屑病研究院临床数据（1992-2017）。

13/ 北高南低的银屑病

在我国银屑病患病率北方高于南方。这反映了南北差异如气候、日光照射的时间、生产劳动和生活习惯等环境因素对银屑病发生的影响。

14/ 银屑病的分类

银屑病是一种常见、易复发、难治愈的慢性炎症性皮肤病。银屑病一般分为寻常型、红皮病型、关节病型、脓疱型和其他亚型。寻常型患者皮肤上出现鳞屑性红斑、丘疹和斑块；脓疱型患者皮肤上有大量无菌性脓疱；关节病型患者具有关节炎；红皮病型患者绝大部分皮肤弥漫性潮红脱屑（图1-6）。其中寻常型银屑病占整个银屑病95%~97%，各人种男女及各年龄均可发病。

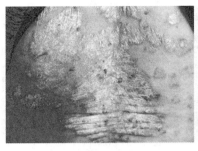

寻常型银屑病　　　　　　　　　红皮病型银屑病

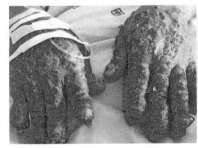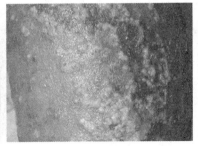

关节病型银屑病　　　　　　　　脓疱型银屑病

图1-6　四种类型银屑病

银屑病的发病情况见表1-1。

表1-1　银屑病的发病情况

类别	发病情况
发病率	自然人群0.1%~3%；丹麦Faroe群岛2.8%；美国670万，发病率约4%；日本约10万，发病率约0.08%；我国0.123%，城市＞农村，高寒地带＞温暖地带。

续表

发病年龄	各年龄段均可发病，青春期为高峰，平均：男 28 岁，女 24.6 岁。
性别差异	男性＞女性（3：2），但女性发病较早，儿童期和小于 19 岁发病的女性占女患者总病例 45.3%，男性仅占 20.9%。
种族	白种人最多，黄种人其次，黑人少见。
季节	冬季多见，与气候干燥、日光照射少、洗澡少有关。

第二章

未解之谜

——银屑病病因探究

1 / 银屑病白色皮屑下的"真面目"

肉眼看银屑病的皮损，只可看见大量的白色皮屑脱落，但是在显微镜下可见银屑病的病变有如下特点：

角化不全，也就是说皮屑很"软"，因为还没来得及角化就脱落了。

颗粒层变薄或消失。

棘细胞层肥厚。

真皮乳头延长，兼有水肿和毛细血管扩张。

中性粒细胞移行至表皮内，形成 Munro 微脓疡。皮肤发生微循环障碍。

四种类型银屑病具体表现见表 2-1。

表 2-1　四种类型银屑病的具体表现

银屑病类型	表现
寻常型银屑病	表皮角化不全、角化过度，颗粒层减少、消失，棘细胞层肥厚，表皮突下延，真皮乳突向上延伸集成 Munro 微脓疡。
脓疱型银屑病	棘细胞层上部出现海绵状脓疱，即 Kogoj 海绵状微脓疱，疱内主要为中性粒细胞，真皮内主要为淋巴细胞。
红皮病型银屑病	毛细血管扩张，真皮水肿。
关节病型银屑病	在银屑病皮损的基础上伴有关节和周围软组织疼痛、肿胀、压痛、僵硬和运动障碍。

　　另外，在银屑病消退后再继续观察，发现皮损消退后，局部毛细血管并不同时恢复正常，最早恢复者在皮损消退后2周，绝大多数在2~6个月后恢复正常，但个别病例在1年后仍不正常。这可能是本病易于复发的原因之一，故皮损消退后不应立即停止治疗，而应该继续治疗直至微循环恢复正常为止。

2/ 银屑病皮屑为何"层出不穷"

　　为什么银屑病会有那么多的皮屑呢？是因为：

① 基底层角质形成细胞增殖加速。

② 细胞分裂周期缩短：从311小时，缩短为37.5小时。

③ 表皮角化时间缩短：从28天，缩短为3~4天。

　　正常的表皮细胞每天都在新陈代谢，整个过程约为28天，因此每天都有细胞脱落，但由于量少，加之皮肤滋润，不易察觉，只有在冬天或皮肤干燥的老年人，才看到脱落的皮屑。但是银屑病的皮损，表皮细胞代谢周期仅为3~4天，细胞分裂太快，生长周期明显缩短，也就是说表皮细胞尚未完全成熟便被推移到了表皮的最外层——角质层。这种非正常的快速周转，导致了银屑病的发生。

　　这样，银屑病病人身上便出现了一层又一层云母状松散的白屑和纷纷扬扬的银白色"雪花"。

3/ 银屑病的病因

★ 遗传因素

①家族发病率：国内为 10%~23.8%，国外为 10%~80%，20 岁以前发病，家族倾向达 75%。

②单卵双生发病率高于双卵双生。

③ 与人类白细胞抗原（HLA）有关。

④种族差异提示多基因遗传：国外曾有人调查银屑病患者，发现父母之一患病，子女中有 16.4% 患病；父母均患银屑病，其子女中 50% 患病；而父母均无银屑病的 1089 人中，子女中 7.8% 发生银屑病。这说明：首先，银屑病有遗传倾向；其次，银屑病不是单基因遗传。

单基因遗传，如常染色体显性遗传的疾病就可预测：父母之一患病，子女一半可能是患者，或患者双亲中至少一个是患者，当然，也有发生基因突变的偶然事件。

★ 感染因素

20 世纪 80 年代末提出的超抗原学说认为，各种微生物代谢产物作为一种抗原通过 HLA-DR 抗原呈递细胞（可能为朗格汉斯细胞或角朊细胞）呈递给皮肤 T 细胞，并激活 T 细胞移入表皮释放炎症介质和表皮生长因子，引起角朊细胞的快速增殖，从而引起银屑病的形成。

★ 免疫因素

银屑病患者的免疫异常表现为：皮损处淋巴细胞、单核细胞浸润明显；细胞免疫功能低下。皮损中活化的 T 淋巴细胞释放细胞因子刺激角质形成细胞增生，促进银屑病的病程发展。

近几年来，治疗银屑病所利用的生物制剂就是一种靶向性的免疫抑制剂，如针对细胞因子的单克隆抗体、阻断淋巴细胞活化和移行的融合蛋白，临床上用于银屑病及其关节炎疗效显著。

由此也证明，银屑病患者存在免疫反应的异常。

★精神因素

精神心理应激事件（如意外事故、精神紧张、情绪压抑、丧偶或家庭不和、工作不顺利、经济困难）可引发银屑病或使其病情加重。银屑病易感者或患者有意识地避免紧张，减轻精神压力，解除心理负担，可以避免银屑病的发生和加重。

★ A 型性格

A 型性格负面情绪产生的后果对控制银屑病有害无益，易扰乱体内的代谢平衡，促发免疫反应，形成恶性循环，使病情加重，甚至发生寻常型银屑病向重症银屑病转型，增加治疗难度。

★内分泌因素

妊娠时性激素变化很大，银屑病与妊娠的关系比较复杂，表现不一，甚至同一个人，数次妊娠表现也不一样，总的来讲好转的占多数。妊娠时多数患者皮损改善，因为妊娠期伴有体内雌激素和孕激素水平的提高，有利于病情缓解；但也有的反而加重。银屑病受月经影响比较小，有的患者会在经期前后皮损加重，可能与月经前后体内雌孕激素水平变化有关。

甲状腺素对维持机体的正常免疫功能具有重要意义，其相对低下可导致免疫功能调节的异常。

★外伤或者手术

如理发时头皮被抓破或剃破，2日后在伤口局部出现银屑病皮损，也有跌伤、烫伤、灼伤、砸伤后发病的。

手术部位发生银屑病的一般在手术后2~3个月内发生，皮损出现在手术切口或疤痕的边缘。

★药物因素

比较明确的可使原有的银屑病病情加重，或诱发银屑病的药物有以下几类：

①肾上腺受体阻断药：常见的有醋丁洛尔、阿替洛尔、贝凡洛尔、美托洛尔、妥拉洛尔、阿普洛尔、纳多洛尔、氧烯洛尔、吲哚洛尔，普拉洛尔、普萘洛尔、索他洛尔、噻吗洛尔等。

②锂盐：如碳酸锂、枸橼酸锂等。

③血管紧张素转换酶抑制剂：卡托普利、依那普利等。

④抗疟药：羟氯喹、氯喹等。

⑤非甾体抗炎药：吲哚美辛、保泰松等。

⑥抗生素和四环素药类：四环素对银屑病的影响有争议，其他如青霉素类、磺胺类药物也还没有完全证实。

⑦降糖药：二甲双胍。

⑧钙拮抗药：硝苯吡啶、尼莫地平和尼卡地平。

⑨干扰素。

此外，伤湿止痛膏等也可诱发或加重本病。

★血硒值低

银屑病患者血硒值比正常人低，补硒可使银屑病患者临床症状得到改善。

4/ 诱发加重银屑病的因素

（1）气候：平均气温低的地区发病率高，平均气温高的地区发病率低。从银屑病患者个体的病程来看，如果没有治疗药物的干扰，绝大多数是在冬天皮肤干燥瘙痒，皮损加重，易有新疹发出；夏天皮肤出汗滋润，皮疹变薄变淡，甚至全部消退（图2-1）。

（2）光照：冬季昼短夜长，日光照射时间短，不利于皮损消退。寒冷干燥的刺激，易引起上呼吸道感染而诱发或加重银屑病。

（3）熬夜：熬夜打破了正常的生物钟，对人体有多重危害。晚上11时到第二天凌晨3时是机体免疫功能的休整时间，中医认为此时是人体的经脉运行到胆、肝的时段，这两个器官如果没有获得充分的休息，就会影响皮肤的健康。银屑病患者需要保证充足的睡眠，尽量不要熬夜。

（4）酒精和烟：吸烟对银屑病是非常不利的，患者应当戒烟，并且避免被动吸烟。嗜酒，特别是烈性酒可以直接扩张血管，使血管通透性增加，利于中性粒细胞游出向表皮浸润。另一方面，嗜酒使花生四烯酸含量增高，抑制腺苷酸

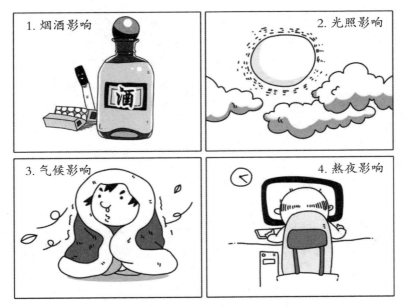

图 2-1　银屑病诱发加重因素

环化酶，使环磷酸腺苷减少，导致表皮细胞增殖。所以，建议银屑病患者不要嗜酒。

第三章

五花八门

——银屑病的临床表现

1/ 四种类型银屑病的临床特点

表 3-1　四种类型银屑病的临床特点

		寻常型	脓疱型	关节病型	红皮病型
临床表现	发生发展	有红色丘疹或者斑丘疹，其表面有白色鳞屑，把鳞屑刮去会露出半透明的薄膜（薄膜现象），把薄膜刮去会有露水样筛状出血（点状出血）。	可有典型的寻常型银屑病皮损，脓液培养阴性，无细菌生长。重者泛发全身，伴发烧、关节疼痛等全身症状。	有典型的寻常型银屑病皮损，少数伴发热等全身症状。	伴发热，迁延数日不愈。
	皮损形态	早期皮损为点滴状，皮损可不断增大，形成不同斑片，如钱币状、环状、地图状，鳞屑可堆积成蛎壳状。	皮损为红斑基础上有针头大小脓疱，破损后糜烂。	关节酸痛，肿胀变形，活动受限，可致畸形，骨质破坏。	皮损处呈弥漫性潮红，肿胀，浸润，大量脱屑，仅有少数正常皮肤。
好发部位		头皮、四肢伸侧，亦可局限于某一部位或延及全身。	发于掌跖部位居多。	可累及大小关节。	全身。
	头发	头皮皮疹界限清楚，鳞屑厚，头发呈束状，但不脱发。			
	指甲	指甲可呈顶针样改变，或增厚，与甲床分离，游离缘可翘起或破碎。			

	寻常型	脓疱型	关节病型	红皮病型
分期	根据皮损活动情况分为进行期，静止期，消退期。	脓疱10~14天消退，可再发新脓疱。		

2/ 寻常型银屑病有三大特点

寻常型银屑病的三大特点是银白色鳞屑、发亮薄膜、点状出血。

★ 流行病学

寻常型银屑病占整个银屑病99%以上。各人种男女及各年龄均可发病。

★ 特点

·好发于青壮年。

·慢性，反复发作，可自愈，但易复发。

·一般多于冬季加重，夏季减轻。

·可累及皮肤任何部位,但以头皮、躯干、四肢伸侧为主。

·皮损处多少不一，有的患者可在较短时间皮损泛发全身，有的只有少数皮损，可多年不变。

·本病可有不同程度的瘙痒。

·头皮损害界限清楚，发呈束状，但不脱落。

·唇、颊黏膜、龟头等均可发病。

·指、趾甲表面可呈顶针状凹陷或不平，也可变黄，增厚。甲板与甲床分离，其游离缘可破碎或翘起。

★ **皮损类型**

皮损类型有红斑、丘疹、鳞屑、斑丘疹、斑片。

皮损表面覆盖成层鳞屑，称为蜡滴现象（图 3-1）。轻轻刮去鳞屑，可见一层淡红色发亮的薄膜，称薄膜现象（图 3-2）。刮去薄膜可见多个小出血点，称为点状出血现象，即 Auspitz 征。

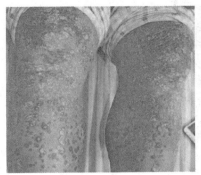 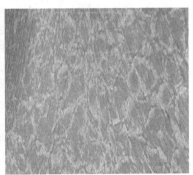

图 3-1　腊滴现象　　　　　图 3-2　薄膜现象

★ **皮损形态及好发部位**

皮损形态有点滴状、地图状（图 3-3）、蛎壳状（图 3-4）、环状（图 3-5）、带状、花瓣状（图 3-6）。

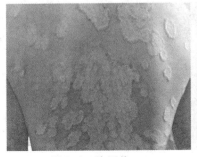 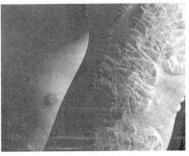

图 3-3　地图状　　　　　图 3-4　蛎壳状

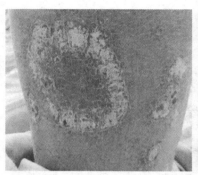
图 3-5 环状

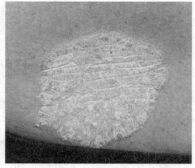
图 3-6 花瓣状

点滴状的皮疹为独立的点滴状红斑丘疹，分布于全身皮肤，以躯干和四肢较多见，有时候也可见于头皮。常发生于新发、初发的寻常型银屑病患者，尤其常见于儿童和青少年患者。

好发部位为腰骶部（图 3-7）、头皮（图 3-8）、四肢伸侧（肘后，图 3-9；膝前，图 3-10）等。

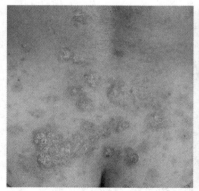
图 3-7 腰骶部

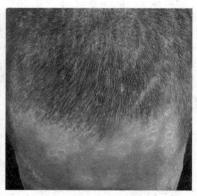
图 3-8 头皮

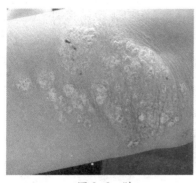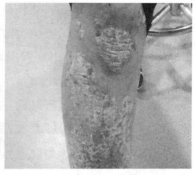

图 3-9　肘　　　　　　　　　　　图 3-10　膝

★ 季节改变

银屑病开始发病于春季最多，其次为夏季、冬季、秋季。皮损加重的则以冬季最多，春季为第二位，秋季为第三位，夏季最少。但有的患者则恰恰相反，冬季减轻或消失，夏季加重或复发，称之为光敏性银屑病。现在的多种光疗仪器就是由此逐渐发展起来的。在平时的治疗预防中也可充分利用这一规律，生活中争取接受日光的照射。

★ 病程分期

表 3-2　银屑病病程分期

病程分析	表现
进行期	进行期（图 3-11）皮损多呈现点滴状，鳞屑较少，损害增大、增多，周围有红晕，容易发生同形反应（也称为 Koebner 现象，图 3-12）。
静止期	静止期（图 3-13）的皮损基本不变，病情稳定，炎症停止发展，无新皮疹出现，但是旧皮疹也不见消退。
退行期	退行期（图 3-14）皮损缩小变薄，周围有色素减退晕。

　　银屑病患者的皮肤外伤处、手术切口、疫苗接种处、日晒处、抓伤处甚至在萎缩纹或原先存在的皮肤病（如脂溢性皮炎、尿布皮炎）上出现银屑病皮损，称为"同形反应"（图3-12），又称人工银屑病。同形反应是病情活动的标志。

　　银屑病患者在进行期应注意保护皮肤，避免外伤，治疗时应小心，不宜用强烈刺激性药物。

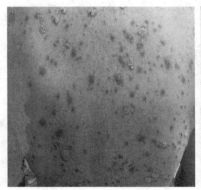 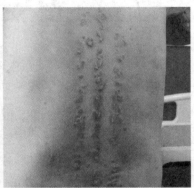

图3-11　进行期　　　　　　　　图3-12　同形反应

★ 主观症状：痒

　　银屑病的皮损处有炎症反应，角质层细胞角化不全，正常的屏障功能被破坏，皮肤水分丢失过多。患者皮肤因干燥而产生瘙痒感觉，而且干燥的皮肤对于外界的刺激较为敏感。

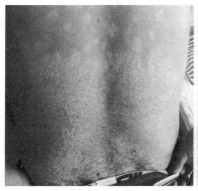 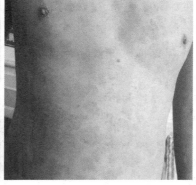

图 3-13　静止期　　　　　　　　　图 3-14　退行期

★指（趾）甲改变

约有 50% 的银屑病患者有指（趾）甲损害，特别是脓疱型银屑病患者，几乎均伴有点状凹陷，甲板不平，同时失去光泽，有时甲板可出现纵嵴、横沟、浑浊、肥厚，游离端与甲床剥离或整个甲板畸形或缺如，有时呈甲癣样改变。

甲板点状凹陷（图 3-15）是最常见的改变，甲变色、甲下过度角化及甲剥离也很常见，偶有破裂出血。寻常型患者指甲可呈顶针样改变。

由于病变部位有微循环障碍，局部营养不良，抵抗力低下，经常可能受到真菌感染而发

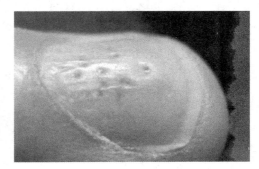

图 3-15　指甲点状凹陷

生甲癣，进而加重银屑病病变。可使用常用抗真菌的软膏防治癣病。

★特殊部位银屑病

特殊部位银屑病又称为反向银屑病，是属于一种特殊部位的寻常型银屑病，发生于腋窝、乳房下、腹股沟、臀间沟、阴股部（外阴和两大腿内侧）、肘窝、腘窝等皮肤皱襞部位。皮损表现为有光泽的红斑，无典型的干燥云母状鳞屑，鳞屑极少，又称屈侧银屑病。

由于这些部位多汗潮湿，摩擦频繁，易产生浸渍、皲裂、表面湿润，甚至有渗液、糜烂和黄色油腻性痂皮，使银屑病皮损的特点不明显，容易误诊。

3/ 脓疱型银屑病易继发感染

脓疱型银屑病是一种少见类型，但较严重，不易治疗，占银屑病的 0.69%。临床上分为泛发性、局限性脓疱型银屑病，其中局限性的脓疱发生在寻常型银屑病斑块表面称混合型。

★泛发性脓疱型银屑病

①发病急骤，全身症状重。

②皮损为红斑基础上密集的无菌性小脓疱，呈周期性发作，进行性加剧。

③预后差。

★**局限性脓疱型银屑病**

①皮疹限于掌、跖部。

②指、趾甲常被累及呈浑浊、肥厚，有嵴状隆起。

③无全身症状。

脓疱型银屑病的诱因与寻常型银屑病相似。常见诱因有感染、糖皮质激素的减量过快或骤停、药物（比如氯喹、心得安、碳酸锂、特比萘芬等药物）、预防接种、紧张劳累、外伤、精神创伤以及妊娠等。

4/ 关节病型银屑病伴有关节损害

· 有银屑病的皮损特点。

· 伴有关节的病变，任何关节均可累及，部分病人仅侵犯远端指（趾）关节，单个或数个关节同时或先后受累，可有关节畸形。

· 类风湿因子呈阴性。

· X 线片显示骨质局部脱钙、关节腔狭窄、不同程度的关节侵蚀与软组织肿胀。

· 多见于男性。

· 常在寻常型银屑病基础上发病。

· 关节症状与皮肤症状严重程度相同。

寻常型银屑病可能会转成关节病型银屑病，而较严重的非寻常型银屑病之间，也可互相转换，因此在激素的应用上应该多加注意。

5/ 红皮病型银屑病最为严重

红皮病型银屑病是一种特殊、严重的类型。

·常累及 75% 以上的体表。

·占整个银屑病的 0.98%。

·患者皮肤水肿、干燥，全身皮肤弥漫性潮红、浸润、大量脱屑，可有片状正常"皮岛"。

·伴全身症状发热等。

·指、趾甲浑浊、增厚、变形。

·肝、脾、淋巴结肿大。

6/ 儿童银屑病的特点

·儿童银屑病与成人银屑病的不同之处在于女性患者较多，发病与链球菌感染、遗传因素更为密切。女性发病较早可能与女性发育较早有关。

·多数患儿发病前有扁桃体炎或上呼吸道感染史，而成人的发病诱因以精神因素为多见。

·皮损以寻常型、点滴状为主，皮损较薄，鳞屑较少。关节炎及甲损害的发生明显少于成人。

·儿童非寻常型银屑病中以脓疱型为多；而成人则以红皮病型为多，关节病型次之，脓疱型居第三位。

·儿童银屑病严重性比成人低。

第四章

不幸的是你吗

——银屑病的检查与诊断

1 / 银屑病的诊断依据

诊断银屑病依靠下列特征：
- ·好发部位：头皮、四肢伸侧、肘、膝。
- ·皮疹的特点：银白色鳞屑、红色发亮薄膜、点状出血。
- ·病程：反复发作，冬重夏轻。
- ·病理特点：当诊断较为困难时，有必要取一小块皮肤组织，借助显微镜来明确诊断。
- ·目前尚无可靠的血液学检测来明确对银屑病的诊断。

2 / 银屑病与寻常型痤疮的区别

痤疮是青春期常见的慢性毛囊皮脂腺炎性疾病。好发于面部。有丘疹、粉刺、脓疱、结节、囊肿及瘢痕等多种损害。常伴皮脂溢出。

3 / 银屑病与扁平苔藓的区别

腿部、阴茎和掌跖部肥厚的扁平苔藓，常常可发现有紫罗兰色，表面有光泽并含有特异性条纹的小丘疹，口腔黏膜可受累。依据这些特征能将扁平苔藓和银屑病区分开来。

4/ 银屑病与玫瑰糠疹的区别

玫瑰糠疹的特点：玫瑰色淡红斑，常呈椭圆形，斑片的长轴与皮纹平行。常对称分布，开始于躯干，渐发展至四肢。

5/ 银屑病与二期梅毒的区别

二期梅毒的特点：躯干玫瑰疹、掌跖角化性斑丘疹。梅毒血清反应呈阳性。

6/ 银屑病与慢性湿疹的区别

湿疹，特别是局限于腿部的湿疹，有时会表现出银屑病样的特征，而掌跖部位角化过度的湿疹也容易导致误诊，需要和寻常型银屑病相区别。

湿疹的特点：剧烈瘙痒，浸润肥厚，苔藓样变。

7/ 银屑病与脂溢性皮炎的鉴别

脂溢性皮炎的皮损颜色淡红，没有明显的边界，成糠状鳞屑。皮损位于皮脂溢出部位。

8/ 银屑病与真菌感染的区别

平常所说的"癣"实际上是一种真菌感染，皱褶部位的白色念珠菌感染呈现银屑病样的红色，但鳞屑分布在皮疹外周，周边有小的卫星样皮疹。

股癣的边界清楚，呈多环状，但掌部红色毛癣菌感染与银屑病难以区别，特别是外用糖皮质激素后鳞屑消失，可能需要借助显微镜和组织培养来区分。

9/ 脓疱型银屑病与手足癣、手足湿疹的区别

手足癣的发病与季节密切相关，一般在夏季加重，冬季会好转或痊愈，多单侧起病，多累及指趾间部位，可累及指趾甲。而掌跖脓疱型银屑病则无季节性，多为双侧同时发病，边界清楚的红斑上有脓疱和黄色痂皮，不累及指趾间部分，脓疱成批反复出现，无全身症状。

手足湿疹多对称发生，表现为潮红的斑片上有密集的小水疱，瘙痒剧烈，渗出多，病久皮疹增厚，色素沉着，长伴有皲裂，可能因为搔抓等原因继发感染而产生脓疱。湿疹常见于过敏体质或经常接触清洁剂等化学刺激物的人群。

10/ 关节病型银屑病与其他关节疾病的区别

（1）类风湿性关节炎：是最常见的慢性破坏性关节炎，女性多发，表现为对称性多关节肿痛，以累及上肢及手小关节为主，关节活动受限，逐渐出现畸形。伴有明显晨僵，可有皮下结节。类风湿性关节炎受累的关节数略少，关节畸形

程度比较轻，无皮损及指甲病变，骶髂关节和脊柱也较少受累。而关节病型银屑病还有关节的增生。

（2）痛风性关节炎：可有痛风家族史，发病前多有饮酒或高嘌呤饮食史。本病最常累及第一跖趾关节，表现为明显的红肿、局部微热及剧烈疼痛，可以出现类似腊肠趾，但本病无银屑病皮损及指甲病变。

（3）强直性脊柱炎：以骶髂关节和脊柱慢性炎症为主要表现，下腰痛，伴晨僵和脊柱各方向活动受限。要注意区别该病与以脊柱受累为主的关节病型银屑病。银屑病皮疹是关节病型银屑病与强直性脊柱炎区别的要点之一。

（4）骨性关节炎：为退行性病变，见于老年人，多以负重关节受累为主，如膝关节、腰椎关节，可以有远端指间关节受累。无侵蚀性破坏。而关节病型银屑病是骨质增生和破坏同时存在的。

（5）Reiter综合征：主要表现是关节炎、尿道炎和结膜炎三联征，可以有银屑病样皮损或溢脓性皮肤角化症，发病前多有腹泻或尿路感染发病史。需长期随访，或是借助皮肤活检进行银屑病皮损的诊断。

第五章

银屑病的治疗指南

1 / 银屑病的治疗目标是什么

银屑病的治疗目标在于控制病情，延缓皮损向全身发展的进程，减轻红斑、鳞屑、局部斑片增厚等症状，稳定病情，避免复发，尽量避免副作用，提高患者生活质量。

不同类型治疗目标如下：

· 对初发性点滴状银屑病患者，要争取治愈，并力求长期不复发。

· 对部分难治患者来说，应尽可能地消除或减轻患者身体的不适，消除患者的心理压力，减轻经济负担，提高患者的生活质量。

· 对间歇、反复发作的银屑病患者应延长疾病的缓解期。

· 对红皮病型等严重类型银屑病的患者应促使其向寻常型转变。关节病型银屑病治疗的目标在于控制关节炎症，缓解疼痛，延缓关节破坏，控制皮肤损害，以最大限度地改善患者的生活质量。

2 / 银屑病的治疗原则是什么

银屑病治疗应遵循以下原则：

（1）正规：使用目前医学界公认的治疗药物和方法。

（2）安全：各种治疗方法均应以确保患者的安全为前

提，不能为追求近期疗效而发生严重的不良反应，不应使患者在无医生指导的情况下，长期应用对其健康有害的方法。

（3）个体化：在选择治疗方案时，要全面考虑银屑病患者的病情、需求、耐受度、经济承受能力、既往治疗史及药物的不良反应等，综合、合理地选择治疗方案。

3/ 如何根据患者的病情轻重来确定治疗方案

一般来讲，轻度和局限性银屑病应该以物理治疗及外用药治疗为主。但是如果患者治疗效果不好，则考虑选择系统治疗。

中、重度银屑病，主要采用物理治疗、外用药物及口服药物的系统治疗。个体化治疗时，除要考虑患者疾病的严重程度，还应考虑患者的健康状态、生活方式等。中、重度银屑病患者采用单一疗法效果不明显时，应该给予联合、交替或序贯治疗。

由于银屑病可能因感染、精神紧张、酗酒而诱发或加重，因此可开展心理治疗，以消除患者的误解和顾虑，增强其战胜疾病的信心，改变不良的生活习惯，去除可能的诱因。

另外，在选择治疗方案时，还应考虑到患者的经济承受能力。

4/ 对寻常型银屑病应采取什么治疗方案

对于轻度的寻常型银屑病，可选择物理治疗为主，配合外用药及少量口服药物。对于中、重度的寻常型银屑病，可采用中药浴、UVB 光疗、光化学疗法等物理疗法，口服甲氨蝶呤、环孢素、维 A 酸类、生物制剂等联合治疗的方法。

5/ 脓疱型银屑病和红皮病型银屑病的治疗方案是什么

治疗脓疱型银屑病，可口服维 A 酸类、甲氨蝶呤、环孢素等药物，同时也可选用生物制剂、支持治疗和联合疗法。

治疗红皮病型银屑病，可选用维 A 酸类、环孢素、甲氨蝶呤、生物制剂和支持治疗。另外，采用多种方法联合，也是一种很好的选择。

6/ 治疗关节病型银屑病应采取什么方案

关节病型银屑病，可选用非甾体抗炎药、甲氨蝶呤、来氟米特、环孢素、硫唑嘌呤、生物制剂等，同时也可采用支持治疗和联合治疗法。但是非甾体抗炎药中的消炎痛和保泰松，因可以使银屑病的皮损加重，不适合用于关节病型银屑病。

7/ 为什么说关节病型银屑病要抓紧时间进行正规治疗

关节病型银屑病是银屑病的一种严重类型。在其关节炎的治疗过程中，特别要注意保护关节，避免剧烈运动。关节病型银屑病常常和脓疱型银屑病或红皮病型银屑病同时发病，多伴有高热、贫血等全身症状。因为关节病型银屑病病情严重，对患者机体危害大，所以要抓紧时间进行正规地治疗，才能避免对患者造成不可挽回的损伤，减轻患者身心的痛苦。

8/ 如何对银屑病的严重程度进行评估

在为银屑病患者确定治疗方案前，医师需要对银屑病的严重程度（图5-1）进行评估。目前，可以简单界定银屑病严重程度的方法称为"十分规则"，即体表受累面积（BSA, body surface area）>10%（10个手掌的面积），或银屑病面积与严重程度指数（PASI, psoriasis area and severity index）>10，或皮肤病生活质量指数（DLQI, dermatology life quality index）>10，即为重度银屑病。BSA<3% 为轻度，3%~10% 为中度。另外，还要考虑皮损范围、部位，以及对生活质量的影响等多种因素。

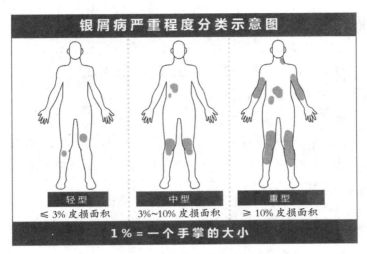

图 5-1　银屑病严重程度

9/ 银屑病的局部用药原则是什么

　　银屑病是一种病情顽固、病因复杂的皮肤病。局部用药在银屑病的治疗中占有重要位置。在银屑病的急性期，宜选用温和的保护剂和润肤剂；在银屑病的稳定期和消退期，则可选用作用较强的药物，但应从低浓度开始，一般每天用药3次。

10/ 银屑病主要分为哪些中医证型？如何辨证用药

　　根据银屑病的临床表现和中医的辨证与辨病相结合，可归纳为以下证型：

（1）血热风盛型：本型相当于寻常型进行期，皮损为点滴状或钱币状，皮色鲜红，皮疹进行性增加，伴有瘙痒。可伴有咽痛等上呼吸道感染症状。

治疗原则：清热凉血祛风。

（2）血瘀肌肤型：本型相当于寻常型静止期，皮损为钱币状或地图状，鳞屑较厚，皮色暗红，皮疹反复不愈，冬季病情可加重。

治疗原则：活血化瘀。

（3）血虚风燥型：本型相当于寻常型消退期，皮损为环状或边缘消退状，鳞屑容易脱落，皮色淡红或暗红，病情稳定，无新发皮疹。

治疗原则：养血祛风。

（4）湿热蕴藉型：本型相当于局限性或掌跖脓疱型，皮损为四肢或掌趾红斑上针头或米粒大小脓疱，反复发生；或腋窝、腹股沟等褶皱部位有红斑、糜烂、黄腻结痂鳞屑。

治疗原则：清热利湿。

（5）火毒炽盛型：本型相当于泛发脓疱型，皮损泛发全身，损害上有密集针头状或米粒大小脓疱，或脓疱融合成脓糊，脓疱消退，表面有不典型银屑病鳞屑，同时伴有不同程度发热，关节疼痛和肿胀。

治疗原则：泻火解毒。

（6）风湿寒痹型：本型相当于关节病型，表现为银屑病皮损合并关节病变，以四肢小关节受损为主，关节肿胀疼痛，活动受限，甚至僵硬畸形，不能伸直。

治疗原则：祛风化湿、温通活血。

（7）热毒伤阴型：本型相当于红皮病型银屑病，皮损泛发全身，弥漫潮红肿胀，大量糠皮样脱屑，掌趾呈整片的角质剥脱，可伴全身浅表性淋巴结肿大和不同程度发热等全身症状。

治疗原则：清热解毒、养阴凉血。

（8）肝肾阴虚型：多见病久或老年患者和伴有关节病型银屑病，干燥脱屑，色淡红，瘙痒严重，常伴有头昏、乏力、腰酸背痛、关节肿痛。口干舌燥，舌红少苔。

治疗原则：调补肝肾、滋阴润燥。

11/ 什么是银屑病的心理疗法

银屑病的心理疗法，是用医学心理的原理和方法，通过医务人员的言语、表情、姿势、态度和行为，或是通过相应的仪器及环境来改变患者的感觉、认识、情绪、性格、态度及行为，使患者增强信心，消除紧张，促进患者的代偿、调节功能恢复，从而达到治疗疾病的目的。心理治疗可采用个别治疗、集体治疗、家庭治疗和社会治疗方式，也可采用生物反馈疗法和腹式呼吸训练，以增强患者内在的免疫调节功能。

12/ 什么叫联合治疗

联合治疗就是采用两种或两种以上的药物或手段，来治疗疾病的方法。联合治疗的目的是以最小剂量互相协同或累加以达到最好的效果，而不良反应最少。同时用两种不同疗法联合治疗已成为处理银屑病的重要手段。一旦银屑病皮损被有效清除，则应该逐渐减少联合治疗的药物，最后以某一种药物或方法进行维持。

13/ 何谓交替治疗

交替治疗是通过药物或者其他治疗方法的交替使用，以减少毒副作用的一种方法。交替治疗的主要目的是降低药物或某种方法的毒副作用。可以在最初的治疗药物达到毒性水平之前，转换为另外一种药物。或者由于最初的治疗效果逐渐降低，或不良反应增加，在应用一段时间以后，更换为另一种药物，以降低药物的累积毒性。最早应用的交替治疗是 UVB 加焦油，PUVA 加甲氨蝶呤和阿维 A 酸，1~2 年更替 1 次。外用药、系统用药和光疗可以交替使用。生物制剂也可在交替治疗中发挥作用。

14/ 什么叫序贯治疗

序贯治疗是临床医生根据患者病情，将特异的治疗方法进行排序，依次使用，以提升疗效、降低不良反应的一种治疗方法。序贯治疗可包括以下三个阶段：

第一阶段为清除阶段，使用快速作用的药物，疗效好但常有较大不良反应；第二阶段为过渡阶段，是指一旦患者病情缓解，可采用维持治疗药物，并逐渐减少快速作用药物的剂量；第三阶段是维持阶段，仅使用维持治疗药物维持治疗。

在某些患者的清除阶段，可联合应用快速作用药物和维持药物，特别是在二者联合能提高疗效的时候。

15/ 为什么专家不建议用地塞米松来治疗寻常型银屑病

银屑病是一种十分顽固的皮肤病，病情很难控制，控制后又极易复发。地塞米松是一种皮质类固醇激素类药物，很早以前已被用来治疗银屑病。但是长期服用类固醇激素类药物，可能会出现许多严重的副作用，比如高血压病、肥胖、骨质疏松等。而且寻常型银屑病使用类固醇激素控制病情之后，一旦停药，会出现反跳现象，病情反而会更严重。此外，使用类固醇激素药物，还可能使寻常型银屑病转化为红皮病型银屑病或脓疱型银屑病。因此，目前专家建议，不使用皮质类固醇激素类药物，如地塞米松来治疗寻常型银屑病。

16/ 为什么能采用生物制剂治疗银屑病？欧美常用的生物制剂有哪些？

目前，多项研究证实，银屑病是由 CD4+TH1 淋巴细胞和多种细胞因子介导的自身免疫紊乱性疾病。生物制剂通过阻断 T 淋巴细胞活化和特异细胞因子参与的免疫反应，而对银屑病发挥治疗作用。生物制剂在欧美国家已被广泛应用，并取得了良好的效果。这些药物包括依那西普、英夫利西单抗、乌司奴单抗和阿达木单抗等。

17/ 根据目前情况最好在什么条件下使用生物制剂

使用生物制剂临床治疗中、重度银屑病，具有明显的效果，为银屑病患者控制病情、减少复发提供了新的治疗选择。但是这类药物存在诱发感染、肿瘤的危险，使用时还应谨慎。因此，对于轻、中度银屑病患者，仍建议应用局部用药、光疗等方法。对于中、重度慢性斑块型银屑病，在常规方法无效或者不适应时，建议使用生物制剂。

第六章

银屑病的物理疗法

1 / 紫外线治疗银屑病有哪些优点

紫外线光疗法治疗银屑病有以下优点：

·疗效准确，有效率高。世界上应用光疗方法治疗银屑病已经有几十年的历史，大量的临床资料表明，PUVA 和窄谱 UVB 等方法疗效显著，大多数银屑病患者经过适当的光学治疗都可以达到满意的疗效。

·相关设备完善，可以适应各种患病情况。由于科技发展，我们已经有多种的人工紫外线光源，各种不同规格的紫外线光疗设备。可以针对不同患者，不同患病部位选择各种各样的照射设备，从局部病患到全身病患，甚至个别部位，都可以使用相应设备进行治疗。

·安全性好，不出现停止治疗后的反跳。随着光疗方法开展时间越来越长，经验越来越多，其安全性正得到广泛的证实。现在皮肤科学界公认光疗方法是比较安全的疗法，大多数患者在治疗后可以得到较长时间的缓解期。患者在治疗结束后可以选择相应的维持治疗，减少和延缓复发。

2 / 为什么要用人工紫外线治疗银屑病

对于多数银屑病患者来说，日光照射可明显改善病情。但是日光照射有时是不可控的，过度的日晒可能引起同形反应，反而会导致病情加重。相反，人工紫外线照射既可以控制剂量，也可以控制时间，治疗效果当然更好，并且比较安全。

3/ 如何采用人工紫外线治疗银屑病

采用紫外线疗法（UVB），必须控制每天的照射量，只能允许有轻度暂时性红斑，照射时间应每天缓慢延长数秒钟。在 UVB 照射之前洗浴可提高疗效，在消除银屑病皮损后，应继续巩固治疗一段时间，这样有利于延长银屑病的缓解期。

研究证实，波长为 254 纳米、280 纳米、290 纳米的光对银屑病无效，而 296 纳米、300 纳米、304 纳米、311 纳米的波长的紫外光可消除皮损。因此，可采用单色光，即窄谱中波紫外线来治疗银屑病。窄谱 UVB 治疗银屑病比宽谱更有效。与 PUVA 疗效相当，但副作用较 PUVA 要小得多（图 6-1）。

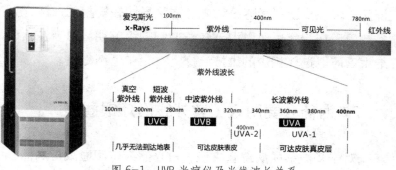

图 6-1　UVB 光疗仪及光线波长关系

4/ 什么是 PUVA 疗法

PUVA 疗法是从 20 世纪 70 年代开始在欧洲和美国兴起的一种治疗银屑病的方法。具体方法是在口服或者外用补骨脂素类药物（光敏剂）后，进行适当剂量的全身或者病患部位的长波紫外线照射。服药剂量和光照剂量均须根据患者情况而定，并且逐渐增加光照剂量。一般需要每周治疗 2~4 次，大多数患者经过 1~2 个月的治疗，病情可以得到明显改善，甚至完全清除皮损。

5/ 为什么 PUVA 疗法可以治疗银屑病

PUVA 疗法治疗银屑病，是通过光敏剂和长波紫外线的共同作用，影响表皮细胞 DNA 的复制，抑制银屑病患处皮肤细胞的过快增生，从而起到治疗作用。由于 PUVA 疗法要使用光敏剂，患者在治疗后一天内要注意避光，口服光敏剂的患者还需要戴专门的防紫外线眼镜，避免日光对皮肤和眼睛的损害。光敏剂可能影响胎儿的发育，所以 PUVA 疗法不能用于孕妇，儿童也要慎用。

6/ 窄谱紫外线是咋回事

近几年窄谱紫外线疗法已经成为治疗银屑病、白癜风等皮肤病的有效手段，受到广大皮肤病患者的欢迎。那么什么是窄谱紫外线呢？它为什么能治疗皮肤病呢？

众所周知，照射到地球的光线主要是太阳光，而太阳光可以分为紫外光、红外光和介于两者之间的可见光三个区域。

其中紫外线属于不可见光线，紫外线的波长范围为180~400纳米。可分为长波紫外线（UVA，波长320~400纳米）、中波紫外线（UVB，波长290~320纳米）和短波紫外线（UVC，波长180~290纳米），每种波长的紫外线对人体都具有不同的生物学效用。

20世纪70年代，有专家对不同波长紫外线治疗银屑病的效果进行了比较，他们使用不同组合的滤光镜，从原有250~400纳米的宽谱水银灯光中分离出313纳米、334纳米、365纳米三种窄谱紫外线，并分别观察它们对银屑病的治疗效果，结果证实313纳米的紫外线对银屑病疗效最好，且红斑反应性相对较轻。

20世纪80年代初，飞利浦公司研制出使用特殊荧光剂的TL01型荧光灯管，并取得了专利，能发出波长311纳米±2纳米的中波紫外线，这种特殊波段的紫外线就是窄谱紫外线。

与常规的中波紫外线和光化学疗法相比，窄谱紫外线对银屑病、白癜风等多种慢性皮肤病具有疗效好、副作用小的优点。

窄谱紫外线可以治疗多种顽固性皮肤病，比如银屑病、白癜风、玫瑰糠疹、慢性湿疹、神经性皮炎、慢性溃疡、冻疮、带状疱疹、斑秃、扁平苔藓，以及毛囊炎、疖、痈、丹毒等感染性皮肤病，并且效果很好。

7/ 窄谱 UVB 治疗银屑病的机制是什么

窄谱 UVB 治疗银屑病的机制主要有两方面：窄谱 UVB 照射可抑制淋巴细胞的增生，减少炎症细胞的数量，减轻银屑病患处的炎症反应；窄谱 UVB 照射可抑制 T 辅助细胞介导的免疫反应，从而治疗与该反应有关的银屑病。

8/ 如何用窄谱 UVB 治疗银屑病

具体治疗方法是根据病人情况，选择一定的初始照射剂量，对患病部位或者全身进行紫外线照射，治疗过程中逐渐增加照射剂量，一般经过 5~10 次的治疗，患病情况就可以出现好转，经过 1~2 个月的治疗，大多数患者可以基本治愈，甚至皮损全部清除。治疗后患处会有轻度的色素沉着，但可以在较短时间内消退。

9/ 窄谱 UVB 相对于 PUVA 疗法有哪些优点

通过科学的对比实验，人们发现，在疗法上，窄谱 UVB 治疗与 PUVA 疗法大致相当，但是窄谱 UVB 疗法相对于后者有以下的优点：

（1）不需要在光照前服用药物，治疗快捷方便，每次治疗时间较短。

（2）不需要服用光敏剂，没有相关的系统性不良反应，如恶心、呕吐等，而且避免了光敏剂适应证的限制，对孕妇、儿童治疗的安全性增加。

（3）治疗后不再需要严格的防光和眼睛保护。

正是由于这些优点，近年来窄谱 UVB 治疗越来越广泛地开展，甚至有逐步取代 PUVA 疗法的趋势。

10/ 应用窄谱 UVB 治疗银屑病应注意哪些问题

最近，窄谱 UVB 照射已经成为治疗许多皮肤病的常规手段，具有疗效好、副作用小的优点。但是在治疗过程中，也应注意以下问题：

·对于银屑病患者，在进行窄谱 UVB 紫外线光疗前，应先泡浴，以尽量减少表皮的鳞屑。

·因为窄谱 UVB 紫外线可能对视力以及男性生育功能有影响，在治疗过程中一定要戴紫外线防护眼镜，并对男性患者的生殖器部位进行遮挡。窄谱 UVB 紫外线光疗照射结束后，应避免照射部位的日晒或接受人工光源再照射，以免因接受过多的照射而导致皮肤出现严重的副作用。

·窄谱 UVB 紫外线光疗照射结束后的 8~48 小时，照射部位可能出现轻微的红斑、瘙痒，此为治疗后正常反应。

如果出现明显的红斑、灼痛及伴小水疱，须告知医生进行妥善处理，并调整照射剂量。

11/ 水浴疗法和社会心理疗法治疗银屑病效果如何

水浴疗法成功治疗银屑病已有几个世纪，常和其他治疗方法联合使用，可用来治疗慢性、皮损广泛的银屑病，但不适用于治疗急性期的银屑病。社会心理疗法对银屑病的治疗是有很大帮助的。

12/ 对封包治疗银屑病效果如何评价

封包治疗用于治疗皮肤病，可显著增加皮肤组织对药物成分的吸收，增强药物疗效，明显提高治疗效果。对于局限性、顽固性、肥厚性的银屑病皮损，采用封包治疗有很好的效果。

第七章

银屑病的水浴疗法

1/ 什么叫沐浴疗法？对银屑病患者有什么好处

　　沐浴疗法（图 7-1），是在水中或药液中浴身来治疗疾病的一种方法。本法有冷水浴、热水浴、温水浴、药水浴、海水浴、蒸汽浴等多种形式。因为银屑病患者皮损比较广泛，并产生较多的鳞屑，因此，正确适宜的沐浴对于银屑病患者是十分重要的。对于银屑病患者来说，坚持每天洗浴，第一，可以保证皮肤的清洁卫生，避免继发的感染；第二，可以清除皮肤上的鳞屑，缓解皮肤瘙痒症状；第三，可以放松心情，调整机体免疫和内分泌功能，有利于疾病早日康复。

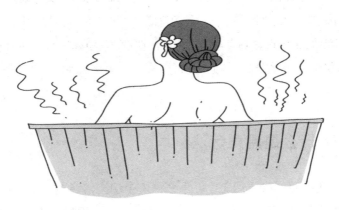

图 7-1　沐浴疗法

2/ 银屑病患者沐浴时应注意什么

银屑病患者在沐浴的时候，应注意以下几点：

（1）在气温较低的季节，正常人每周洗澡 1~2 次就可以了，而对于银屑病患者来说，最好每天洗一次澡，如能洗某些药浴，或矿物浴会更好。

（2）每次洗澡持续的时间，可以根据患者所选水温的高低，以及个人的耐受情况而有所不同，一般以 20~40 分钟为宜。

（3）洗澡的时候，若水温太高（40℃以上）会刺激皮损，对疾病产生不利的影响。水温过低（34℃以下）则不能较好地软化鳞屑，促进皮肤的血液循环，不利于皮损消退。通常水温在 35℃~39℃比较合适。

（4）银屑病患者沐浴时，不可过度搔抓皮损，也不可使用浴巾等用力擦洗，以避免刺激皮肤，使皮损加重。最后，应该强调的是对年老体弱或者伴有某些内脏疾病患者，应采取坐式淋浴比较安全，洗浴时应有家属在旁守护或帮助洗浴。

3/ 什么是温泉疗法

温泉疗法实际上就是矿泉浴，是指用含有矿物质的温泉水来浸浴、冷浴、擦浴及淋浴。泡温泉可以舒缓筋骨，对银屑病患者来说，还可以起到治疗作用。

矿泉浴的温度通常在 36℃ ~38℃，每次治疗 10~20 分钟，也可以采用温度较高的热浴，可达 40℃ ~42℃。但一般用于局部皮损的治疗。

4/ 为什么泡温泉能治疗银屑病

通常情况下，温泉水中含有大量的微量元素，沐浴时很容易被皮肤吸收，可以促进皮损的恢复和疾病的康复，温泉水中还含有丰富的矿物质，特别是硫黄，可以软化角质，并且具有很强的抑菌、止痒作用。温泉中的碳酸钙可以改善体质，在一定程度上促进体力的恢复；含钠元素的碳酸水有漂白软化皮肤的效果。

另外，温泉热浴还可以扩张血管，改善局部的血液循环，加速人体新陈代谢，促进炎症物质吸收，从而加快银屑病患者疾病的康复进程。

5/ 银屑病患者在泡温泉时应注意什么问题

银屑病患者因为其特殊的发病过程，在泡温泉时应特别注意以下方面：

（1）对于处于静止期或消退期的患者，选用温泉疗法可去除鳞屑，促进血液循环，降低神经的兴奋性并达到镇静止痒的作用，促进疾病康复。

（2）处于银屑病进行期的患者，不适合泡温泉。因为进行期的患者机体处于高度敏感状态，洗浴时可由于水的冷热刺激而使皮损加重，也可因用力擦洗伤及表皮而发生同形反应。

（3）温泉疗法作为皮肤病的一种辅助治疗手段，每周进行 1~2 次即可。泡完温泉后，建议再进行日光浴，然后涂抹药物，这样疗效会更好。

6/ 桑拿浴对银屑病患者有啥好处

桑拿浴对于银屑病患者具有很好的治疗作用：

（1）高温能够使皮肤血管扩张，促使血流量增加，并通过冷、热交替刺激，增加皮肤血管的弹性，从而改善皮肤的血液循环，使局部组织得到较多的营养。

（2）高温还能使皮肤大量出汗，通过汗液排泄部分代谢废物，能增强皮肤的新陈代谢功能。

（3）桑拿浴可通过软化和去除鳞屑，改善皮损处的血液循环，达到消炎、止痒和促进红斑消退的目的。

（4）桑拿浴对身体许多系统都有明显的调节作用，如能缓解肌肉和关节的酸痛症状，对神经系统具有保护、安定功能。

7/ 银屑病患者洗桑拿浴时应注意哪些问题

银屑病患者洗桑拿浴时要特别注意：

（1）洗桑拿浴的时间在 5~15 分钟最为合适。如果病情需要也可以多蒸几次，直到浑身大汗淋漓。如果皮肤比较敏感要减少洗桑拿浴的时间。

（2）在饥饿时尽量不要洗桑拿浴。因为饥饿时血糖水平较低，无法保证洗浴时所需要的能量。

（3）饱餐之后和饮酒后也要慎洗桑拿浴，这样不利于食物的消化，还会加重心脏的负担。

（4）青年患者最好不要洗桑拿浴，因为桑拿浴的温度较高有可能导致不育症。

8/ 什么叫中药药浴

中药药浴是通过洗浴使药物经皮肤吸收发挥疗效的一种治疗方法。中药经熬煮、加工后，有效成分可以充分溶解于水，并散发在水蒸气中。通过对皮肤的浸泡、洗浴、熏浴等，使药液作用于皮肤患处，刺激穴位，活血通络，并直达脏腑，由表及里产生治疗效应，从而达到治病目的。

9/ 中药药浴有什么作用

中药药浴是治疗银屑病的有效方法，作用如下：

（1）中药药浴具有清洁皮肤的作用，这样可以增加药物疗效，增强皮肤抗感染能力。如在局部用药或者进行光疗作用之前，彻底清洁皮肤可以增加药物和光疗吸收的效果。

（2）根据患者病情的不同可以选择不同的水温。

36℃~37℃的水浴具有良好的镇静、止痒和安抚作用，38℃~40℃的水浴可以改善皮肤末梢循环，促进新陈代谢。另外，中药沐浴可以借助水温扩张皮肤血管，使药力能够穿透表皮层，渗入真皮和皮下组织，以促进皮肤的新陈代谢，达到消炎、止痒、去除红斑和鳞屑的目的。

10/ 银屑病患者应如何进行药浴

银屑病患者在进行药浴时，第一，要注意洗浴工具应该严格消毒，防止交叉感染。第二，水温不要太热，因为水温太高会使炎症、瘙痒明显加剧，导致病情恶化。第三，沐浴时，不要过度挠抓或用浴巾用力搓擦。第四，老年人及有心脏病的患者药浴时应有人陪同或照顾。

第八章

吃到病自除

——银屑病的饮食疗法

1 / 银屑病的食疗方法

按中医辨证分析，银屑病存在有"血燥、血热、血虚"之象，而从西医的角度讲，则是由于角化细胞过度增殖，各种生化代谢紊乱所致。

因此，凡有"养血、凉血、活血"之效、改善微循环功能的食物，对银屑病均有好处（图 8-1），如水果中的乌梅、柚子等都具有解渴生津、清热、凉血的作用，不仅含有丰富的维生素及微量元素，还可以降低血脂、血黏度；西柚和胡柚已被证实具有抑制细胞有丝分裂的作用，是冬季防治银屑病的有效水果。

患者在用药物治病的同时，配合食物疗法以调整人体内环境，从而提高人体防病和抗病的能力，常常能起到单用药物所起不到的作用，治疗银屑病也是如此。若在药物治疗的同时以及在银屑病的缓解期（无皮损时）坚持适当的食物疗法，不论对促进皮损的消退，还是对其复发的预防，都将具有积极的意义。

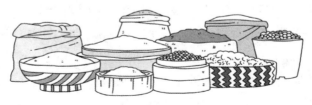

图 8-1　饮食与银屑病

一般来说，银屑病患者在饮食方面，应忌食酒、鱼虾、海鲜、羊肉、辣椒等辛辣、腥发的食物，对于鸡、鸭、猪肉、鸡蛋、牛奶、蔬菜及水果等食物，则应摄入充足以保证营养。饮食宜忌并不能一概而论，因人而异。若摄入某种食物后皮损加重，则应加以控制，或到医院详细咨询。

2/ 银屑病患者健康饮食搭配小常识

★银屑病患者的健康饮食要干、稀搭配

如果银屑病患者单吃过干之品，如米、馍，或单喝稀汤，都不符合营养卫生要求，应该干、稀搭配。

★荤、素搭配

素食主要是指粗粮、蔬菜等植物性食品，荤食主要指动物性食品。荤素搭配以素为主，可使银屑病患者获得丰富的维生素、无机盐，且能提高蛋白质的生物利用度，保证人体对各种营养物质的需要。从现代科学的观点来看，单纯吃素对人体可能并无益处。僧侣们多长寿并非得益于素食，而是与其他因素如环境优美、生活规律、清静无为等有关。

★以谷类食物为主，多样搭配

谷类食物是中国传统膳食的主体，不过，部分银屑病患者越来越倾向于食用更多的动物性食品。动物性食品所提供的能量和脂肪过高，对银屑病的预防不利。所以，银屑病患者应该坚持以谷类食物为主，多样搭配的饮食原则。

此外，银屑病患者要注意粗细搭配，经常吃一些粗粮、

杂粮等。稻米、小麦不要碾磨太精，否则谷粒表层所含的维生素、矿物质等营养素和膳食纤维就会大部分流失到糠麸之中。

★多吃蔬菜、水果和薯类

多吃蔬菜、水果和薯类食物，在保持银屑病患者心血管健康、增强抗病能力、减少癌症发生等方面，起着十分重要的作用。

蔬菜的种类繁多，营养价值很高，含有丰富的胡萝卜素、维生素 B_2、维生素 C、叶酸、矿物质、膳食纤维和天然抗氧化物等。

水果含有丰富的葡萄糖、果酸、柠檬酸、苹果酸、果胶。红黄色水果也富含维生素 C 和胡萝卜素，如鲜枣、柑橘、柿子和杏等。

薯类食物含有丰富的淀粉、膳食纤维以及多种维生素和矿物质，应当多吃薯类，补充这方面营养。

★鱼、禽、蛋、瘦肉应适量

鱼、禽、蛋、瘦肉等动物性食物含有丰富的优质蛋白质、脂溶性维生素和矿物质，有利于补充植物蛋白质中的赖氨酸的不足。鱼类所含的不饱和脂肪酸，可以降低血脂及防止血栓形成。动物肝脏中维生素 A 的含量极为丰富，还富含维生素 B_2 及多种微量元素，能增强人体的免疫能力。

3/ 银屑病患者宜吃的蔬菜

根据人们对银屑病的认识以及现代医学的研究结果，认为下面一些蔬菜对患者是有益的。

表 8-1 银屑病患者宜吃的蔬菜

蔬菜名	作用
白 菜	含有胡萝卜素、维生素 C 等多种成分。其性味甘、温，具有解热、安神等作用。
胡萝卜	主要含有大量胡萝卜素，可以补充患者体内维生素 A 的缺乏。
白萝卜	含有碳水化合物、钙、磷、胡萝卜素、维生素 C 等成分。其性味甘、凉，具有清热解毒、消食等作用。
茄 子	含有蛋白质、碳水化合物、钙、磷、胡萝卜素、维生素 C 等。其性味甘、凉，无毒，具有活血、凉血，祛风消肿等作用。
芋 头	含有蛋白质、钙、磷、铁及维生素类，其性味甘、辛，有小毒，具有清热解毒、祛瘀消肿、补虚止痛、消炎等作用。
空心菜	含有蛋白质、钙、磷、胡萝卜素、维生素 C 以及维生素 B_1、B_2 等，其性味甘、凉，无毒，具有清热解毒，化瘀消肿等作用。
土 豆	含有大量淀粉，还有蛋白质、脂肪、钙、磷、胡萝卜素、维生素 C 等。其性味甘、辛、寒，具有清热解毒、消炎止痛等作用。但发芽或土豆皮发青时，含有毒性较大的龙葵素，不能食用。

续表

蔬菜名	作用
油 菜	含有蛋白质、脂肪、碳水化合物、钙、磷、铁及维生素等。其性味辛、温，无毒，具有清热解毒、活血消肿、清肺明目等作用。但是孕妇、产妇、有消化道溃疡以及过敏体质的患者不宜食用。
苦 瓜	含有蛋白质、碳水化合物、钙、磷、胡萝卜素、维生素C等，其中维生素C的含量较高。其性味苦、凉，具有清热、解毒的作用。
黄 瓜	含有糖类、氨基酸和维生素A、B_2、C等多种维生素。其性味甘、凉，具有清热解毒、利水等作用。
丝 瓜	含有蛋白质、糖类、钙、磷、铁及维生素类。其性味甘、凉，具有清热解毒功效。
其 他	如黄豆芽、绿豆芽、豆角、菠菜、芹菜、西红柿、豆腐等，都含有蛋白质、钙、磷、铁、胡萝卜素、维生素C等多种成分，均可经常食用。

4/ 银屑病患者应食用的4种水果

表8-2 银屑病患者应食用的水果

水果名	作用
阳 桃	阳桃鲜食有清热、生津、利尿、解毒之功效。银屑病患者有风热咳嗽、牙痛、口疮时，可以食用杨桃。
无花果	无花果除生食外还可以加工成为果干、蜜饯、罐头等，无论干、鲜无花果均可入药。银屑病患者咽喉肿痛时吃上几颗会减轻疼痛。在肺热、声音嘶哑时，服用冰糖水煎无花果，可起到去火消哑的作用。

水果名	作用
罗汉果	银屑病患者可用罗汉果泡茶饮用，有清热利喉的作用，可治疗百日咳、肺热、咳嗽、咽喉炎、口干舌燥等。银屑病患者如从事教师等职业，此果为理想保健品。
枇杷	枇杷具有润肺、止咳、下气之功效，可以治疗银屑病患者肺萎咳嗽、吐血和烦渴等。

5/ 银屑病患者应多吃蘑菇

蘑菇在日常饮食中很常见，不仅营养丰富，还有很高的药用价值。银屑病患者可以适当吃蘑菇，是对身体有益的。蘑菇味甘、性凉，归胃、大肠经，对于银屑病患者有化痰理气、补脾益气之功效。

但是，银屑病患者吃蘑菇一定要注意卫生、科学食用。

首先，清洗蘑菇一定要注意彻底洗净。鲜蘑菇可以直接清洗，而蘑菇干制品可先用温水浸泡半天左右，然后让其在水盆中旋转，以去除沙粒。此外，要注意去除蘑菇根部，因为根部有毒性。

其次，蘑菇的保存是非常重要的。放久的蘑菇容易变黄，而伞背也会变成褐色。如果经过加热，即使略带褐色，也不必在意。鲜蘑菇不容易保存，选购新鲜的蘑菇之后，切开后淋上柠檬汁或醋，可防止其变色。如果吃鲜蘑菇，最好现买现做，避免蘑菇变质。

6/ 银屑病患者应多吃莓果

自由基会促进皮肤的胶原和弹性纤维松弛和脆裂，所以会加速皮肤老化和损伤。而低聚原花青素（OPC）则是目前国际公认的纯天然抗氧化剂，可高效清除人体内的自由基。它可与胶原蛋白形成抗氧化保护膜，从源头上减少胶原蛋白的流失，保持皮肤弹性，延缓肌肤衰老，同时能够加强血液循环，为肌肤输送养分和氧气，使肤色红润有光泽。要加强低聚原花青素（OPC）的摄取，银屑病患者可适当多吃些新鲜莓果及其提取制品。如蓝莓、蔓越莓和野樱莓等。莓类中还含有酚、高单位的维生素C、类黄酮素、镁、钾等物质及丰富果胶，除了养颜美容之外，更能保护视力、改善便秘、降低胆固醇，有助于防治高血脂和心脏病。同时能帮助排出体内毒素及多余脂肪，让身体更加洁净和健康。

7/ 银屑病患者应该少吃糖

很多的银屑病患者都非常喜欢吃糖，患者应该注意摄入糖分量，过度吃糖可诱发银屑病，或使其复发而加重患者的痛苦。

8/ 银屑病患者别吃辣

银屑病患者在进行期应禁食辛辣刺激等可能加重病情

的食物。患者因大量脱屑，造成皮肤的蛋白质、维生素及叶酸等物质随之丢失，严重时产生低蛋白血症或营养不良性贫血，因此，高蛋白饮食可以补充体内蛋白质的损耗，有利于细胞的修复与再生。同时，补充各种维生素、矿物质，特别是富含叶酸、维生素 E、维生素 C、维生素 B_{12}、钾、锌、镁等的食物，以促进和维持正常新陈代谢，纠正或防止营养缺乏。另外，进食营养丰富的猪肉、鸡肉、豆制品，多食新鲜蔬菜和水果，以提高机体免疫力。

9/ 重症银屑病患者饮食方面应注意什么

急性重症银屑病患者，表面大量脱屑会导致蛋白质大量丢失，甚至引起肝功能异常，蛋白质合成及进食均会受到影响。因此，应给予高蛋白质、高热量、富含纤维素的饮食，这样才能保证患者的营养均衡，使疾病更快地康复。对于食欲不振、恶心呕吐的患者，应鼓励其进食，并要少食多餐。

第九章

勿忘祖国瑰宝

——银屑病的中医治疗

1/ 中医是银屑病治疗的另一思路

本病多因七情内伤，气机壅滞，郁久化火，毒热蕴伏营血；或因饮食失节，脾胃失和，郁滞蕴热，复感风热毒邪，以致经络阻滞，气血凝结，肌肤失养而发病。若久病或反复发作，阴血耗损，气血失和，化燥生风，以致血燥。

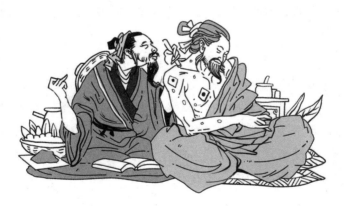

图 9-1　中医治疗银屑病

★ **中医辨证分型**

（1）寻常型银屑病

①血热型

主证：皮疹发生及发展迅速，皮损色鲜红，多为点滴状，鳞屑不能掩盖红斑，伴剧痒。口干舌燥，心烦易怒，大便干燥，小便黄。舌质红，苔白或黄，脉弦滑或数。

辨证：内有蕴热，郁于血分。

②血燥型

主证：皮损淡红，原有皮损部分消退，可呈环状。可伴口干咽燥，女性月经量少。舌质淡，舌尖红，苔少，脉缓或沉细。

辨证：阴血不足，肌肤失养。

③血瘀型

主证：病程长，皮损暗红色，呈肥厚的片状。可伴心情郁闷，腹胀，女性有痛经。舌质紫暗或见瘀点、瘀斑，脉涩或沉缓。

辨证：湿毒内蕴，气滞血瘀。

④湿热型

主证：皮损有糜烂，鳞屑呈乌褐色、油腻状，多发于腋窝、乳房下及会阴等处。可伴口苦咽干，胸腹胀满，食欲不振，小便黄。舌质红，苔黄腻，脉弦滑或数。

辨证：湿热内蕴，郁久化火。

⑤热毒型

主证：发病急，皮损为泛发点滴状，色鲜红，阵发性剧痒。有急性扁桃体炎或上呼吸道感染病史，发热，咽痛，全身不适，便秘。舌质红，苔黄腻，脉弦滑或数。

辨证：血分蕴热，外感毒邪。

（2）关节病型银屑病

主证：皮损暗红，呈肥厚大片状，白屑迭起或全身皮肤发红，脱屑。关节肿胀、疼痛，遇冷加重，畏寒，面色萎黄。舌质淡，苔白，脉沉缓。

辨证：风寒湿邪，阻滞经络。

（3）红皮病型银屑病

主证：全身皮肤潮红，肿胀，大量脱屑，毛发亦可脱落。发热，烦躁，口干口渴，便秘。舌质红，苔黄腻或少苔，脉滑数。

辨证：毒热炽盛，熏蒸肌肤。

（4）脓疱型银屑病

主证：在红斑上出现密集的粟粒状脓疱，皮肤潮红、灼热。寒战高烧，心烦急躁，口干，口渴，便秘。舌质红，苔黄或少苔，可呈沟纹样舌，脉弦滑。

辨证：毒热炽盛，气血两燔。

2/ 是药三分毒

不要错误地认为：所有的中药都是好的，没有毒副作用，其实不然。比如砷、汞等重金属药物有杀虫、镇静、抗肿瘤的功效，用于痈疽、溃疡、疥癣、毒蛇咬伤、癫痫等病症。外用能与蛋白质结合，杀灭微生物，对人体组织也有收敛、刺激和腐蚀的作用。

但砷、汞等有毒，在中药用量方面必须谨慎。含砷的中药主要有雄黄、砒石、砒霜，还有白降丹、红升丹、红粉等。含汞的中药主要有轻粉、粉霜、银朱、朱砂、白降丹、红升丹、红粉等。

银屑病属顽固难治之症，利用病人求医心切的心理，很多人打出"祖传秘方"的旗号用砷、汞等重金属类药物治疗银屑病。砷剂能造成白血病、皮肤鳞状细胞癌，及各种脏器损害；汞吸收后可导致牙齿脱落，四肢麻木及手震颤等神经损害。为一时的皮损改善，付出重要脏器中毒，甚至生命的代价，是不值得的。由于这类药物的毒副作用出现时间较晚，因此在银屑病治疗过程中要慎用含砷、汞的药物。

3/ 通过按摩来辅助治疗银屑病

（1）用手掌或毛刷沿银屑病患者足部阳明胃经，由上往下沿经络推擦 10 遍，并在足三里穴按揉半分钟，以酸胀为度。

（2）用手指从银屑病患者腕至指端，沿手大肠经、手三焦经、手小肠经按揉、摩擦 5~10 遍。用毛刷垂直地刷银屑病患者腕外侧 5 遍。

（3）在银屑病患者足阳明胃经的足部作由下而上轻快的擦法，并揉银屑病患者太溪穴、三阴交穴、殷门穴各一分钟，按揉肾俞穴、命门穴 1 分钟，均以酸胀为度，擦涌泉穴至热为佳。

4/ 中药治疗切记四大忌口

银屑病患者在服药期间必须注意某些药物与食物、药物与药物发生反应给病人带来危害，或降低药物功效。为减少这些问题的发生，为保证药效，中医提出了服用中药的忌口。

禁忌一：患者服清热凉血及滋阴药物时，不宜吃辣物。

中药治疗银屑病等热性疾病时，应禁用或少食酒类、辣味、鱼类、肉类等食物。因酒类、辣味食物性热，鱼类、肉类等食物有生热生痰的作用，食后助长病邪，使病情加重。

禁忌二：患者服人参时，不宜吃萝卜。

萝卜有消食、化痰、通气的作用，而人参是滋补性药物，这样一补一消，作用就抵消了。但是，这也不是绝对的，如萝卜有通气消食作用，有的病人乱服用人参导致胸闷、气促、坐立不安、胃口大减时，就需要用萝卜来消导。一些身体虚弱、胃肠吸收功能薄弱的病人，在服用滋补药时，加入少量莱菔子（萝卜子），反而有利于滋补药的吸收。

禁忌三：不用茶水送服中药。

茶叶内含有鞣酸，浓茶内鞣酸更多，如果用茶水服药，鞣酸就会和药物中的蛋白质、生物碱或重金属等起化学作用而发生沉淀，影响药物疗效。如贫血病人常服铁剂，茶叶中的鞣酸遇到铁，便生成沉淀物"鞣酸铁"，使药物失去疗效并刺激胃肠道引起不适。

茶叶能阻止人体对蛋白质等营养物质的吸收，因此在服用滋补药时，更不能同时服用浓茶。

禁忌四：银屑病患者应减少食用以下食物。

服药时一般宜少食豆类、肉类、生冷及其他不易消化的食物，以免增加病人肠胃负担，影响病人健康。脾胃虚的患者，更应少食该类食物。

服解表、透渗药时宜少食生冷及酸性食物，因冷物、酸味均有收敛作用，能影响药物解表渗透功效。

第十章

三分治七分养

——银屑病的康复与预防

1 / 银屑病治疗预防攻略

★预防银屑病的目的是什么

根据《中国银屑病治疗专家共识》（2014 版）的介绍，银屑病是一种慢性疾病，其预防目的是避免患者病情的加重和复发，延长疾病的缓解期。

★确定治疗目标

①初发患者争取长期缓解。

②慢性复发性银屑病治疗目的是提高患者生活质量，减轻心理负担。

③对于长期反复发作的患者，促进其缓解并延长缓解期，或使病情维持在较轻状态。

★治疗方案的选择

①对所有患者均应重视心理治疗。

②对于初发病例或长期缓解突然再发的病例，应积极寻找可能的诱发因素，如感染、精神刺激等，从而采取相应的治疗。可应用抗生素类、维生素类、不含重金属的中药制剂等，禁用或慎用糖皮质激素及免疫抑制剂，以免影响预后。每次复发与扁桃体炎关系密切者，可做扁桃体摘除术。

③对长期反复发作且皮疹较重、皮疹面积大于体表面积30% 者，应详细分析病情，选用甲氨蝶呤、维 A 酸类药物、

光疗、中药浴疗等。近几年发展起来的窄谱 UVB 光疗治疗银屑病取得了较好的疗效，且副作用小。

④联合疗法：为加强疗效，缩短病程，改善患者生活质量，常联合用药。如内用药＋外用药，外用药＋矿泉浴＋光疗等。

　　　　★**银屑病同样要注意"三分治，七分养"**

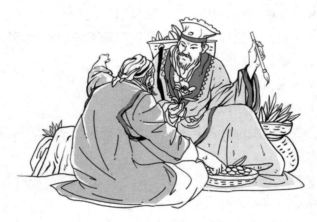

图 10-1　三分治七分养

　　银屑病是一种常见的慢性复发性炎症性皮肤病。由于银屑病的确切病因尚未明了，目前尚无特效疗法能够控制其复发。对于少数患者来说，银屑病是需要终身治疗的顽固性皮肤病，临床观察发现：不少患者数年发一次，或十几年发一次，也有的患者甚至终身只得一次。70% 左右的患者经过治疗后，预后都比较满意。在平时生活中重视调养，对减少银屑病的复发起到相当重要的作用。

★银屑病患者要注意饮食

银屑病患者应选择高蛋白、低脂肪饮食，宜多食豆类、粗粮、新鲜蔬菜、水果。有个别患者食用某种食物后使病情加重，这多与因机体差异而引起过敏反应有关，这类患者则要相应忌口。有人主张一般食物都可食用，只是对什么食物过敏就忌什么，不能一概而论。

★不要滥用激素

应用（口服、注射）糖皮质激素治疗寻常型银屑病，表面上有"良好"的近期疗效，但停药后皮疹迅速发生、扩展，甚至诱发红皮病型、脓疱型银屑病，使病情加重。

★急性进行期慎用刺激性药物

外用药治疗银屑病有效、经济，且避免了全身应用的副作用，是银屑病常用的治疗方法。使用时应注意以下几点：

①搽药前先用温水和肥皂洗去鳞屑，以便外用药物发挥更好的作用。

②寻常型银屑病在进展期，急性点滴状银屑病、红皮病型银屑病及脓疱型银屑病避免使用刺激性强的外用药物，以免加重病情或使寻常型银屑病转变为红皮病型银屑病，或引起刺激性皮炎而诱发红皮病型银屑病发生。

③皮损广泛时，应选用低浓度的药物，可分区域搽用不同的药物以减少单一药物的过多吸收。

④皮损控制后可减少用药次数维持疗效，延长疾病的缓解期。

2/ 银屑病患者的日常生活注意事项

银屑病患者除了要积极配合医生治疗以外，在日常生活中要注意以下事项：

（1）三大忌口：忌酒、忌海鲜、忌辛辣。

（2）溶血性链球菌感染是本病的一个诱发因素，尽可能避免感冒、扁桃体炎、咽炎的发生。一旦发生应积极对症治疗，以免加重银屑病。

（3）消除精神紧张因素，避免过于疲劳，注意休息。

（4）居住条件要干爽、通风、便于洗浴。

（5）需穿干净柔软的衣服，定时更换内衣及床单，防止皮肤感染。

（6）饮食一般给予普食，以清淡为主，勿食引起过敏反应的食物，如羊肉、海鲜等。多食富含维生素类的食品，如新鲜水果、蔬菜等。

（7）注意饮食卫生，预防肠炎等疾病发生。

（8）在日常用药中，抗疟药、β-受体阻滞剂均可诱发或加重病情。

（9）内分泌变化、妊娠均可诱发本病并使其加重。

（10）银屑病临床暂时痊愈后，其免疫功能、微循环、新陈代谢仍未完全恢复正常，一般需要2~3个月后才能复原。所以在临床痊愈后，即外表皮损完全消退后，应再继续服用2~3个疗程药物进行巩固，使毒素清理更彻底，减少复发。

（11）夏天可以多让患处受阳光照射，但不能太强烈，以免灼伤皮肤。

（12）避免外伤和感染，防止搔抓及强力刺激，以免产生新的皮损。尽量避免蚊虫叮咬。不要用针灸治疗和纹身。

（13）脓疱型银屑病患者勿搓擦皮损部位，以防发生糜烂和继发感染。

（14）清洗患处时，动作要轻柔，不要强行剥离皮损，以免造成局部感染，影响治疗，使病程延长。

（15）宜用温水洗澡，禁用强碱性肥皂、洗发水洗浴。

（16）照顾好皮肤和头皮。经常搽保湿的乳膏保持皮肤湿润。浓的、油性的润肤霜可锁住皮下水分，是最好的选择。保湿水也可以用于清除鳞屑。可以有规律地使用舒缓性沐浴露（如焦油沐浴露）洗澡。在干冷季节，最好使用加湿器提高屋内湿度。

如果头皮上有皮损，要遵医嘱用药，确保药物如焦油洗发水（治疗头皮银屑病的特效药）能够作用于头皮而不仅仅停留在头发上。

3/ 减少银屑病复发的方法

患者如果能按照以下忠告照顾自己，相信定能减少或减轻银屑病的复发。

（1）对自己的疾病应保持正确态度，既要积极治疗，又不要背负思想包袱。精神要乐观，情绪要稳定，具有 A

型性格者应使自己逐步向 B 型性格转变。要避免紧张和过度劳累，劳逸要结合，休息要充分，生活要规律，营养应全面，并坚持体育锻炼，以长期保持全身良好的健康状况。这是减少和减轻银屑病复发的基础。

（2）认识到积极治疗绝不是过度治疗或胡乱治疗。治疗应科学、规范、适度。医师应根据患者的发病诱因、发病季节、发病部位、发病程度、伴随症状、过去的治疗措施，科学、规范、适度地给予治疗；患者则应按有经验的医师的指导，切实落实好防治措施。对于一些不了解的药物，要先做一些调查，咨询，不要轻易使用。目前，因治疗不当而皮损很快复发甚至严重复发的患者是相当多见的。所以，科学、规范、适度的治疗尤为重要。

（3）严格避免过敏性食物和药物，尽量避免具有刺激性的食物如酒类、辣椒、生姜、胡椒、咖啡等。避免皮肤外伤以及细菌、病毒的感染。还应积极彻底地治疗其他并发症。

4/ 夏季银屑病防治要注意四点

很多银屑病患者都会反映一个问题，那就是在炎热的夏季，会感觉病情明显减轻，好像跟正常人没什么太大的区别，可是到了寒冷的冬天，病情明显加重。

研究发现，冬春两季是银屑病发病、加重和复发的主要季节，掌握和了解了银屑病与季节的关系后，就能根据病人在不同季节皮损的变化采取相应的措施，加快皮损的消退，缩短治疗的时间。夏秋季节病情好转并不意味着体内的毒素消失，而是毒素相对地不活跃，这时更应该抓紧时间治疗，使银屑病在冬春来临前，无复发及加重的机会，使病人早日得以康复。夏季银屑病防治要注意以下四点。

（1）患者的贴身衣服最好穿纯棉的，因为纯棉衣服与其他质地衣服比较，发生皮肤刺激或引起局部热量集聚的可能性小。

（2）注意不要晒伤皮肤。虽然日光照射可以治疗银屑病，但许多治疗可使皮肤对日光敏感。外用或系统应用维A酸或进行PUVA治疗的患者必须避开日晒。另外，日光照射可能引起晒伤，导致病情复发或加重。患者应该根据自己的具体情况科学把握。

（3）银屑病患者在洗浴时应注意不要搓澡、搔抓皮肤和揭皮。因为搓澡、搔抓皮肤和揭皮可以引起出血、感染和使病情加重。

（4）保湿对银屑病患者的病情缓解是很有帮助的，建议经常使用润肤剂和保湿剂润泽皮肤，防止皮肤干燥。

5/ 银屑病在秋季容易复发

进入秋季，天气干燥，易引发各种皮肤病，特别是银屑病也容易在这个季节复发。秋季天气干燥，人们容易上火，银屑病患者的饮食不及时调整很容易引起复发。比如辣椒、油条、油饼、五香食品、海鲜、牛羊肉、狗肉这些食物，在干燥的秋季应尽量少吃或不吃。平常应多吃富含维生素 E、维生素 A 的食品，如新鲜绿叶蔬菜、瘦肉、西红柿、胡萝卜、水果，以利于病情的稳定。

　　秋季精神不佳也容易诱发银屑病。进入秋季人们易出现"秋燥"现象，心理状况欠佳、抑郁、压力、紧张等易导致神经、免疫功能紊乱，此时银屑病更易复发或加重。患者在秋季应保持心气平和。秋季气温变化大，患者应多注意身体，平日加强锻炼、注意饮食、调节好心态，预防复发。

6/ 银屑病患者过冬要注意保暖

　　冬季气候寒冷、干燥，银屑病患者皮肤表面水分更容易散失，因此，冬季银屑病患者的皮肤容易缺水，病情易加重。除了干燥的气候会加重病情外，不恰当的外用药刺激，细菌或病毒感染等都可能加重病情，因此特别提醒银屑病患者冬季保暖是重点，尤其是面部、耳部、手部等暴露在外的皮肤。要特别预防感冒的发生。

7/ 调养银屑病适宜多运动锻炼

　　生命在于运动，这对于银屑病患者也不例外。我们鼓励银屑病患者进行适当的运动和锻炼，因为运动特别是户外运动，对病情的稳定和康复有很多好处。首先，运动能够增强体质，提高人体对各种疾病的抵抗力，减少感冒和其他上呼吸道感染的机会，减少由于感染而诱发或造成银屑病复发的可能；其次，户外运动使患者更多地接触日光紫外线，多数情况下，日晒对减轻病情是有益的。如有条件可以经常进行日光浴或海水浴。此外，运动还有助于患者开阔视野，调理心情，在拥抱大自然的同时陶冶身心，增强战胜疾病的信心（图10-2）。

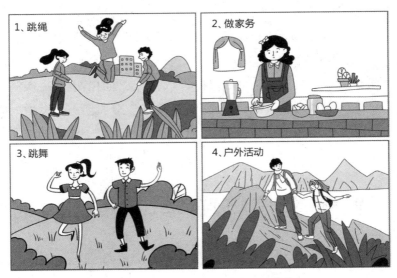

图10-2　银屑病需要适宜运动锻炼

　　运动之所以能改善银屑病病情，是因为人体的代谢产物排泄有两个主要途径：一个是经血液循环、肾脏由尿液排出体外；另一个就是经汗腺由汗液排出。汗液的成分和尿液的成分相似。银屑病患者最重要的病理改变就是微循环障碍，有皮损的地方有排汗障碍。许多患者一到冬天就怕冷、病情加重，一到夏天病情就减轻、甚至痊愈。寒冷的天气，即使活动也不易出汗，皮肤细胞代谢的内毒素通过血液循环排泄的速度明显减弱，内毒素易积蓄在皮下，刺激皮损产生或加重病情。因此患者在治疗的同时，多活动、多出汗，一方面可以增强体质，提高机体的抗病能力；另一方面可以把内毒素通过汗腺代偿性地排出体外，可以减轻病情，缩短治愈时间。随着积极的治疗，癣块一天天消下去，汗腺一个个露出来。整个皮肤汗腺完全畅通之时，银屑病才可能彻底消除。

适合银屑病患者的运动项目有很多，如跑步、游泳、乒乓球、羽毛球、网球、保龄球等。有一点需要指出，在疾病的急性活动期，患者未有病变的正常皮肤出现创伤会发生同形反应，因此在运动时要注意避免碰伤，防止皮损增加或扩大。

8/ 维生素有良好的辅助治疗作用

维生素 A 的衍生物阿维 A 和异维 A 酸已广泛地用于治疗银屑病。

用维生素 D 治疗骨质疏松时，无意中发现能使银屑病患者皮损消退，但此药长期使用可使血钙升高。故针对该缺陷而合成维生素 D 衍生物卡泊三醇，卡泊三醇软膏（达力士）外用于皮疹处，吸收少，无血钙升高的副作用，通过影响免疫反应、皮肤的增殖和分化，有效地治疗银屑病。

　　鱼油中富含大量多元不饱和脂肪酸对中度银屑病的治疗有辅助性作用。

　　维生素 C、维生素 E 具有抗氧化、改善微循环的作用。维生素 K 除了具有促进肝脏合成凝血因子的作用外，还有调节神经功能紊乱的作用。

9/ 警惕导致银屑病加重的药物

　　目前已发现能够诱发或加重银屑病的药物有以下几种：

　　·β- 受体阻滞药：如心得安等，可引起类似银屑病的皮疹，并使银屑病对治疗药物产生抵抗，使皮疹顽固难治。在一组以豚鼠为模型的试验中，发现外用心得安制剂能引发银屑病样皮疹。

　　·抗疟药物：氯喹、伯氨喹、羟氯喹等抗疟药物，可引起色素沉着、红皮病、掌跖角化症等，并使原有的银屑病皮疹加重。

　　·含金属锂药物：治疗躁狂症精神病药物碳酸锂、醋酸锂、枸橼酸锂等长期用药后能引起许多皮肤的不良反应，如皮肤出现溃疡、痒疹、红皮病、痤疮样皮疹、脱发、红斑狼疮、银屑病，其中以诱发或加重银屑病多见。有报道证实锂剂会抑制表皮腺苷酸环化酶从而引发银屑病。

　　·非甾体抗炎药：如消炎痛、保泰松、布洛芬等可引起荨麻疹、光敏性皮炎、红皮病、大疱性皮肤病、中毒性表皮坏死松解症等许多皮肤不良反应，对于银屑病可加重病情，使皮疹对治疗产生抵抗。

·四环素类抗生素：如四环素、米诺环素等药物对皮肤有特别的亲和力，在银屑病皮疹中，其浓度高于正常皮肤。有文献报道对 113 例银屑病患者或有银屑病家族史的人观察四环素对银屑病的影响，结果发现有 5 人被诱发产生了银屑病。

·预防接种的疫苗、地高辛、胺碘酮、碘化钾、染发剂偶尔有引起银屑病加重的情况。

总之，诱发或加重银屑病的药物有许多种，有些还需临床工作者进一步观察、研究、证实。临床医生在制定用药方案时，应当尽可能避免使用上述诱发或加重银屑病的药物。

10/ 乱用药使病情更严重

今年 25 岁的小李，1 年前被诊断为寻常型银屑病，这是银屑病中最轻的一种类型。

眼看着全身大量白色鳞屑不断脱落，心急如焚的小李辗转多个地方求医，后来跑到北京的一家门诊部，医生开了一些"藏药"给他，说效果很好，但是用了这些"藏药"后不久，病情不但不见好转，反而出现全身浮肿，双下肢尤为厉害，皮损上出现脓疱，还伴有高烧不退。

半个月前，小李来到医院皮肤科，医生检查后告诉他，病情已经从寻常型变成脓疱型，必须住院治疗。经过半个月的治疗，小李的病情明显好转，身上的脓疱和高烧都退了。小李的病情加重说明他使用的"藏药"里很可能加了激素。

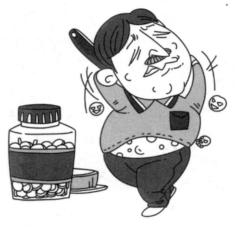

图 10-3　乱用药使病情更严重

同样是银屑病，今年 65 岁的陈大爷病情却一直很稳定。15 年来，陈大爷一直在正规医院接受治疗，定期复诊，配合物理治疗，皮肤表面没有鳞屑脱落。

11/ 治疗银屑病，千万不能迷信偏方，听信小广告

★治疗误区一：期望值过高

部分患者得病后，一心想在短期内彻底治愈，于是四处求医，大量敷药，结果事与愿违，常常弄得病情越治越重。

实际上，初发和轻型的银屑病应用较简单的药物治疗就可以奏效，达到疾病的长期缓解，根本无须"过度治疗"。

★治疗误区二：迷信偏方、验方、秘方

中医在治疗银屑病（中医称之为"白疕"）方面积累了丰富的经验。一些不法游医受利益驱动，利用人们对中医的信任，四处宣扬所谓的"秘方""验方""偏方"，在所售药物中偷偷加入激素、砷剂、汞剂。患者服用后，银屑病经常在短期内神奇消退，但很快又复发，且复发后常常异常难治，易转为红皮病型、脓疱型银屑病；少数患者还会出现中毒、肝肾功能损害和皮肤癌。

有的人认为银屑病有毒邪的存在，应采取"以毒攻毒"的治法才能奏效，于是应用一些有毒的偏方。水银、轻粉、黄丹、雄黄、斑蝥、蟾蜍、乌头等剧毒药品被配置成酊剂、膏剂，用来外治银屑病。上述药物大面积使用会对患者的肝肾功能及血液系统造成损害。

★治疗误区三：轻信广告

少数患者就医时，常根据广告来选择"最新药物""特效药物"，效果往往并不理想。目前银屑病的药物治疗最新进展主要是应用免疫抑制剂和维 A 酸类治疗。患者应在医生指导下服用。

12/ 吸烟可增加患银屑病风险

吸烟，是现代社会健康的一大杀手。它能增加多种疾病的发病风险，如哮喘、慢性支气管炎和肺癌等。吸烟不仅仅能引起内部气管的病变，还能影响体表的皮肤。由美国哈佛大学医学院发表的一份研究报告指出一项新增的吸烟的危害，那就是可增加患银屑病风险。

目前对于吸烟增加银屑病患病风险的具体机制仍然不清楚。有学者推测，这可能与吸烟能导致免疫力下降有关。而机体免疫功能失调恰恰是银屑病的诱发因素。银屑病患者应该尽量避免吸烟和二手烟。

13/ 瘙痒难忍不可挠

对于银屑病患者来说最痛苦的莫过于皮肤奇痒难忍，特别在寒冷、干燥的季节，皮肤瘙痒会让银屑病患者总忍不住去抓挠。但是要注意，不要去揭掉过厚的鳞屑，为什么会这样说呢？

鳞屑原来是起保护作用的。银屑病表皮增生是在其表皮凋亡过度的基础上发生的。表皮凋亡过度是继发在真皮乳头层的血管病变之后。各种原因促使表皮乳头层的血管发生扩张、迂曲进而增生，这是银屑病的最初表现，随后即出现表皮层凋亡过度。凋亡是在基因的作用下，为了维护机体的需要，内环境的稳定，细胞自行出现的细胞核浓缩、染色体断裂、细胞体凝固等系列变化。此时表皮因凋亡过度而变得非常薄，我们可以直接通过肉眼看到皮下病变的血管。因为这种凋亡影响了表皮的正常功能，表皮随后则出现代偿性增生，此时我们用肉眼可以看到典型的银屑病皮损表现。

因为银屑病的表皮增生是一种代偿性增生，所以应该被保护而不应被破坏。如果此时因为过度瘙痒而抓挠，或者因为鳞屑过厚而揭皮，甚至用热水浸泡后，大量地搓掉那些代谢性增生的表皮，不但会使皮下血管因失掉表皮的保护而越发生长不正常，而且会严重破坏表皮恢复能力。虽然一时解痒痛快，却从根本上加重了银屑病的病情发展，使病程延长。

应如何正确应对瘙痒、鳞屑问题？虽然医生一再告诫患者切忌抓挠，但是瘙痒和皮损外露却一直困扰着患者，严重影响着患者的生活质量。此时用药的原则遵循"急则治其标，缓则治其本"的原则，在治标的过程中仍应该本着保护性的原则出发。如果单纯着眼于表层增生问题，滥用细胞毒性、免疫抑制、激素类药物，可将正在分裂增殖的细胞杀死，虽然快速阻断了银屑病的表皮增生，解决了瘙痒和鳞屑问题，却极易导致反跳现象，患者停用后会出现比以前更严重的皮损。如果瘙痒严重，可在前期适当使用一些具有止痒作用的外用药。

14/ 为什么说银屑病患者应注意保持好的心态

银屑病患者，皮肤干燥、脱屑、血迹斑斑，很是痛苦。这种痛苦心情又可进一步加重病情。另外，工作紧张、精神抑郁、焦虑、过度悲伤、家庭纠纷等诸多因素，常会导致心理紊乱，继而出现神经、免疫功能紊乱，在银屑病遗传背景下，诱发疾病出现或使其加重。因此家属应尽量为患者创造一个宽松、舒适的环境，银屑病患者也应注意情绪的调节，保持良好的心态。

研究发现，40%以上的银屑病患者在发病前有精神紧张史。临床经验证明，保持乐观向上心态的银屑病患者，其预后明显好于悲观失望者。

15/ 小心！性格"决定"银屑病

★性格内向，生活自我的人易患银屑病

具有这类人格特征的人在现实生活中性格内向，凡事以自我为中心，不善于同他人交谈。对于同样的事物较常人敏感，若不顺心，就会引起精神不愉快，造成心理痛苦，而且这种痛苦又不善于向他人言谈。同样是做事情，别人可以随便做做即可，自己就不行了，而且很固执地要按自己想象那样做到十全十美，于是会感到事事不如意。常常自己同自己过不去，自己谴责自己。这样长期生活在一个内心痛苦的世界之中，久而久之就会使机体伤心耗气，气滞血瘀，元气大损，免疫能力下降，人为地造成了患银屑病的可能性。

★抑郁、焦虑和惊恐的人易患银屑病

在现实生活中，抑郁、焦虑和惊恐是任何人都有的情绪表现。极个别人心理适应能力较差，对同样的事物常人不产生这种表现，而具有这类人格特征的人则产生了。这种人格

特征正是银屑病患病前情绪状态的主要表现形式。外国学者采用前瞻性实验设计，证明了抑郁、焦虑和惊恐的精神状态先于皮损症状出现，故这种人格特征是产生银屑病的诱因。

★负性事件适应能力差的人易患银屑病

这种人格特征的人往往是生活条件较常人优越，特别是青少年时期，自幼生活条件优越，较少经历负性事件，凡事都以自我为中心。一旦生活中出现负性事件，就易引起抑郁、焦虑和惊恐，情绪波动很大，又不善于自我调节，患病的危险性也就增高。

16/ 银屑病长在脸上怎么办

★注意合理饮食

必要的饮食禁忌对于面部银屑病患者的日常护理很重要，一般忌食辛辣刺激性食物及牛羊肉、海鲜等发物，并且患者本身过敏的食物也应避免接触。

★避免强光直射

虽然多晒太阳对于一般的银屑病患者好处很多，但由于银屑病一般以急性进行期最为常见，此时长时间的强阳光直射很容易造成对面部皮肤的灼伤，加重病情，所以一定要尽量避免。

★保持脸部的清洁卫生

面部银屑病患者应注意及时清洗面部，清除多余的油渍污垢，并且注意用温水洗脸，不要过冷或是太热，以免刺激敏感的脸部皮肤，加重症状。

★注意身心健康

面部银屑病患者应保持心态乐观，情绪平和，同时注意多运动，强身健体。保持身心健康才能更好地对抗疾病。

17/ 患银屑病的女性如何选择受孕时机

银屑病有一定的遗传倾向，临床中发现部分患者有家族史。国内外的临床统计显示，如果父母双方都患有银屑病，其子女一方患病率为 50% 左右，如果父母只有一方患有银屑病，其子女的患病率就会大大降低为 16.4% 左右，但父母双方都没有银屑病，子女也可以患银屑病。因此，银屑病患者不要过度担心后代也会患病，患有银屑病可以正常生育。

银屑病患者选择受孕时间时要尽量避开银屑病进行期。在银屑病进行期，患者整体状况不佳，不利于胎儿正常发育。另外，患者在银屑病进行期常常服一些药物，特别是抗肿瘤药物、免疫抑制剂对胎儿有非常不利的影响。特别需要提醒的是，维 A 酸类药物，服用后容易造成胎儿畸形，所以服药期间及停药后 2 年内不可以怀孕。

银屑病患者怀孕最好选择在夏季。因为在夏季银屑病多处于静止期或退行期。用药较少或者不用药，身体处于相对较好的状态。这个时期怀孕，养育一个健康的孩子的可能性要更大一些。

18/ 怀孕的银屑病患者应积极做好保健

怀孕的银屑病患者要注意自身保健，尽量避免受到外界刺激，减少对胎儿的伤害。

分娩 3 个月后，是银屑病开始复发的时期，这时银屑病患者要特别注意预防，可适当进行抗复发治疗，以降低银屑病的复发概率。

19/ 儿童银屑病应如何预防

儿童银屑病在病因、发病机制以及临床表现上，与成人银屑病都有较大差异。儿童心智上不成熟，为预防银屑病的发生或复发，家长应该引导或督促孩子做好以下事项：

· 保持乐观的心情，树立战胜疾病的信心。

· 积极参加户外活动，经常接受日晒，增强自身体质，增强抗病能力。

· 经常开窗通风，保持居室内空气新鲜和流通。

· 穿清洁柔软的衣服，定时更换内衣及床单，防止皮肤感染。

· 定期洗澡，禁用强碱性肥皂、洗发水洗浴。

· 养成良好的饮食习惯，不吃辛辣刺激食物。

20/ 如何预防关节病型银屑病？

在银屑病中，关节病型银屑病是病情较复杂、后果更严重的一种类型。因此，预防关节病型银屑病的发生、加重或者复发都是很重要的。根据相关专家的意见，关节病型银屑病的预防可分如下三个阶段。

（1）关节病型银屑病的一级预防

一级预防指的是去除各种可能的诱发因素，如防治扁桃体炎或上呼吸道感染，避免外伤和精神创伤刺激、过度紧张等精神因素。保持良好的饮食习惯，忌食辛辣刺激食物，加强身体锻炼，提高机体免疫力，生活规律，保持舒畅的心情，注意卫生，预防皮肤感染。提高对银屑病的认识，了解本病无传染性，经积极治疗是可以缓解的。

（2）关节病型银屑病的二级预防

关节病型银屑病的二级预防，就是要做到早期诊断、早期治疗。首先要做到早期诊断。我们知道，关节病型银屑病的特征是既有关节炎又有银屑病，而且多数患者先有银屑病，特别是约有80%的患者有指（趾）甲变形和损害，如甲下角质增生，甲板增厚、浑浊、表面凹凸不平等。这种情况在单纯银屑病患者中仅有20%。对那些只有关节炎而无银屑病患者，应仔细检查头皮及肘关节等伸侧皮损好发部位，是否有不易发现的皮损存在，对本病早期诊断有意义。其次，要做到早期治疗。关节病型银屑病是反复发作的、进行性、慢性关节性疾病，应采取综合疗法，中西医结合，发挥各自的长处，使病情得到早期有效控制。

（3）关节病型银屑病的三级预防

要做好关节病型银屑病的三级预防，首先，要注意皮肤的清洁卫生，防止银屑病复发或继发感染；其次要避免精神紧张，保持心情舒畅。再次，要适当休息，避免过度疲劳和关节损伤，注意关节功能锻炼。另外，还要注意饮食调节，忌烟、酒和刺激性食物。

21/ 为什么说银屑病患者要特别注意预防感染

感染因素是银屑病患者常见的诱发因素，尤其是对急性发病的患者、儿童患者。感染因素中以链球菌感染引起的咽炎、扁桃体炎、牙龈炎最为常见。因此，对银屑病患者来讲，预防感染十分重要。

22/ 急性重症银屑病患者如何防治感染

急性重症银屑病患者，他们的皮损面积广泛，身体抵抗力低。护理时需要注意消毒、隔离，预防病毒和细菌的感染。对银屑病患者所住的病房，要进行空气消毒。银屑病患者所用床单、被套清洗消毒后专用，污染后及时更换。血压计、体温表等消毒后固定使用。另外，急性重症银屑病患者大部分都存在皮肤弥漫性潮红、水肿、渗出。因此做好创面护理对防止继发感染至关重要，要及时防止皮损发生感染，以免加重病情。

23/ 在护理重症银屑病患者时家属应注意哪些问题

在银屑病的治疗过程中，家属的护理和照顾至关重要。第一，银屑病患者家属要配合医生观察病情变化，如观察有无新的皮损出现，原有皮损是否消退等。第二，在患者的受压部位使用垫圈，防止发生褥疮。第三，对患者生命体征的变化进行观察，发生高热时使用降温措施。第四，要严密观察患者用药后效果，有无过敏症状及副作用，如果发现异常情况，请及时与医护人员联系。

24/ 如何护理红皮病型银屑病患者

红皮病型银屑病，是一种皮损广泛的银屑病，其治疗和护理都有其特殊性。第一，患者在按皮肤科一般护理常规的基础上，还要注意心理护理。第二，患者避免经常沐浴，以免刺激皮损。第三，要注意皮损部位的清洁卫生，防止继发细菌感染。同时，头部皮损较严重的患者不要留长头发。第四，患者应加强自我防护。一般要忌食辛辣刺激性食物，忌烟、酒。当然，最重要的是患者一定要积极地进行正规治疗，以免引发各种并发症，造成不良后果。

后记

　　看到了数不尽的病患，感受到他们的无助和痛苦，期望我们的微薄经验能够帮到每一位需要帮助的朋友。

中医慢治三部曲

　　银屑病患者在就医前，若有一个正确的就医观，既可避免给自己造成不必要的精神压力，同时也可以减轻经济负担。结合海量的患者治疗案例我们总结出"稳定心情、善待疾病、中医慢治"十二字箴言作为就医原则。在此提出商榷，以益于银屑病患者。

1. 稳定心情

　　长期以来人们对银屑病缺乏正确的认识，一旦被确诊，由于恐惧造成的心理负担很重。这种心理负担直接导致内分泌更加紊乱，机体免疫能力直线下降，会使疾病更加难治。我们在临床观察中发现，一些满不在乎的患者不治而愈；今天找这个医生治疗，明天找那个医院治疗，结果治疗效果很差，甚至治之无效。作为患者，首先要稳住自己的心态，正确对待自己的疾病，要有足够承受疾病打击的心理能力，多了解一些关于银屑病的医学科普知识。人与疾病就像人与兽一样，你不怕它，它可能不去伤害你；你越怕它，它袭击你就越厉害。先找出患病原因，认真分析对待，本身就是一个很好的治疗方法，病因消除了，疾病不用药也会有自愈的希望，会使治疗更加有效。

2. 善待疾病

我们在临床观察中发现，不论任何人，如果不幸患上了银屑病，出现的情绪首先是恐惧，其次是厌恶和憎恨。特别是皮损影响机体外观美，患者会不由自主地采取自虐行为，像剧烈搔抓、热水烫洗，使用一些刺激皮损脱落的外用药。在医学上银屑病有一个公认的病理现象，叫做"同形反应"，通俗地讲，就是患者的正常皮肤在外源性损伤的情况下，会转化为病变皮损。结果这些急于求成的自虐行为，只能导致皮损更加严重。银屑病是由于机体免疫力下降，导致机体对自然界的风、寒、湿等适应能力达不到平衡作用，使体内应代谢的"内毒素"保留在皮肤内，患者不仅不能自虐，而且还要避免过热过冷的生活环境。谈到善待疾病，患者的社会氛围也很重要，本来不传染的疾病，却被认为传染，于是人们对患者避而远之。特别是一些青少年患者的父母，几乎把所有的精力都放在患者疾病的变化上，每天看个七八遍，过分的关注就意味着歧视。这些行为，都会增加患者的心理负担。可以这样说，善待疾病就是善待患者本人。

3. 中医慢治

关于银屑病的临床治疗问题，不论中医还是西医，各家学派理论不一。我们倡导"中医慢治"的观点并不是要否定西医在银屑病病因、病理方面的理论研究，但是自从糖皮质激素和抗肿瘤类药物问世以来，不合理的使用对银屑病的治疗弊大于利。人们几乎经历了一个世纪，不知道损害了多少患者的健康，才对此类药物有了一个正确的认识，真是一种让学者和患者说不出的悲哀。中医中药治疗银屑病，源远流长，博大精深。我国在明、清时期治疗此病的方法是：采用含有补肾类和解表类中草药方剂煎服，黄酒为引，出汗为度，后发尽而消退。这说明了银屑病在当时是可以治愈的。提出"中药慢治"的观点，"慢"的含义包括两个方面：首先是用药要先"扶正"后"祛邪"，"扶正"本身就是一个漫长的过程。试想不论什么原因造成机体免疫力下降，都不可能一下子就恢复了。只有"正气内存"邪气才能祛除。其次银屑病本来就是慢性而且易复发的疾病，需要足够的时间才能战胜它，"欲速则不达，功到自然成"，指的就是"中医慢治"的道理。

附 录

关节病型银屑病临床路径（2016 年版）

一、关节病型银屑病临床路径标准住院流程

（一）适用对象

第一诊断为关节病型银屑病（ICD-10:L40.5+）。

关节病型银屑病又称银屑病性关节炎（psoriatic arthritis, PsA），患者除有银屑病损害外，还合并有关节症状和体征。本病发病率约占银屑病患者 2%。

（二）诊断依据

根据《临床诊疗指南——皮肤病与性病分册》（中华医学会编著，人民卫生出版社）、《临床技术操作规范——皮肤病与性病分册》（中华医学会编著，人民军医出版社）、《中国银屑病治疗专家共识（2014 版）》（中华医学会皮肤性病分会银屑病学组）。

1. 多数病例关节炎继发于寻常型银屑病发病之后，或寻常型银屑病多次发病后，症状恶化而发生关节改变，或与脓疱型银屑病或红皮病型银屑病并发。

2. 少数病例（约 10%）银屑病皮损出现在关节炎表现之后。

3. 大小关节均可侵及，典型受累关节为远端指（趾）间关节，颈椎、腰椎、骶髂关节、肘关节、膝关节等关节均可受累。

4. 受累关节红肿、疼痛，重者大关节积液、活动受限，长久以后出现关节强直、畸形损毁。

5. X线检查可见类似于类风湿性关节炎改变，RF因子阴性，部分患者HLA-B27（＋）。

6. 病程慢性，关节症状进行性发展。

释义

· 具有上述关节炎症状且血清类风湿因子阴性，伴有银屑病皮损为诊断本病的主要依据。

· 伴随皮损多为广泛分布的顽固性蛎壳状银屑病皮损，也可能伴随红皮病型银屑病或脓疱型银屑病皮损。

· 皮肤病理主要用于皮损不典型病例的鉴别诊断。

（三）治疗方案的选择

根据《临床诊疗指南——皮肤病与性病分册》（中华医学会编著，人民卫生出版社）、《临床技术操作规范——皮肤病与性病分册》（中华医学会编著，人民军医出版社）、《中国银屑病治疗专家共识(2014版)》（中华医学会皮肤性病分会银屑病学组）。

1. 外用药物治疗

2. 物理治疗

3. 系统用药：

（1）非甾体抗炎药（NSAIDs）

（2）免疫抑制剂

（3）来氟米特

（4）生物制剂

（5）维A酸类药

（6）糖皮质激素

（7）免疫调节剂

（8）中医中药

4.联合疗法：联合疗法是指两种或两种以上的方法联用，局部治疗经常与光疗或系统治疗联用，从而使各种治疗的不良反应降至最低。常用甲氨蝶呤（MTX）与生物制剂联合治疗控制关节病型银屑病，安全性和有效性均较高。

5.其他：健康教育和心理治疗等。

释义

·在治疗皮损的基础上，缓解关节肿痛、保护功能、防止关节畸形损毁是治疗的关键。及时、合理地治疗可减少关节畸形损毁的发生，改善皮损，提高生活质量，减轻患者的社会、心理压力。

·治疗过程中与患者沟通并对患者病情进行评估是治疗的重要环节。

·应当给予联合、轮换或序贯治疗。同时密切监测药物不良反应。

（四）标准住院日为 10～30 天

释义

·根据患者具体情况，住院时间可以低于或高于上述住院天数。

（五）进入路径标准

1.第一诊断必须符合 ICD-10:L40.5+ 寻常型银屑病疾病编码。

2.当患者同时具有其他疾病诊断，但在住院期间不需要特殊处理也不影响第一诊断的临床路径流程实施时，可以进入路径。

释义

·患者同时患有其他疾病，影响第一诊断的临床路径流程实施时均不适合进入临床路径。

（六）入院第 1 天

1. 必需的检查项目：

（1）血常规、尿常规、大便常规＋潜血；

（2）血液学检查：肝肾功能、电解质、血糖、血脂、RF、HLA-B27、抗核抗体、抗 ENA 抗体、免疫球蛋白、血沉、抗 "O"、C 反应蛋白、感染性疾病筛查（乙肝、丙肝、艾滋病、梅毒等）；

（3）X 线胸片、心电图；

（4）受累关节 X 线片。

2. 根据患者病情可选择的检查项目：

（1）PPD 试验；肿瘤相关筛查：肿瘤抗原及标志物；选择行 B 超、CT、MRI 检查，消化道钡餐或内窥镜检查；心脏彩超等（应用生物制剂治疗者）。

（2）肺功能、肺高分辨率 CT（胸片提示间质性肺炎者）、骨扫描（应用阿维 A 出现骨痛者）。

（3）尿妊娠试验（应用阿维 A 等治疗的妇女）。

（4）皮肤组织活检＋病理。

释义

·部分检查可以在门诊完成。

·根据病情部分检查可以不进行。

·典型皮损可根据临床表现诊断者不需要进行皮肤活检。

·近期进行了胸部 X 线或胸部 CT 检查且无呼吸系统症状者可以不进行胸部 X 线正侧位片。

（七）住院期间检查项目

必须复查的检查项目：

1. 血常规、尿常规、大便常规＋潜血。

2. 肝肾功能、电解质。

（八）治疗药物与方案选择

1. 局部外用药：皮肤损害依据病情选择润肤剂、角质促成剂、角质松解剂、维生素 D_3 衍生物、糖皮质激素、维 A 酸类制剂、地蒽酚、焦油类等各种外用制剂。选择用药及用药时间长短应视病情而定。中、强效的糖皮质激素、钙泊三醇、他扎罗汀可作为局部治疗的一线药物。

2. 物理治疗：可选用窄谱 UVB、光化学疗法（PUVA）、宽谱 UVB 等物理治疗手段。治疗时间和频率等应视病情而定。窄谱 UVB 是目前国内常用的光疗，可单独使用或与一些外用制剂和（或）系统用药联合应用。可用于各种临床类型的银屑病。皮损为红皮病型和脓疱型银屑病的患者慎用。

3. 系统用药：

（1）非甾体抗炎药（NSAIDs）：治疗关节病型银屑病的一线治疗药物，适用于轻、中度活动性关节炎者，具有消炎、止痛的作用，对皮损及关节破坏无效，且副作用明显，尤其是胃肠道反应。治疗剂量应个体化，避免同时使用两种以上 NSAIDs。

（2）免疫抑制剂：可选用甲氨蝶呤、环孢素 A、柳氮磺胺吡啶等，选择用药及用药时间长短应当视病情而定。

（3）来氟米特：可改善关节症状，控制银屑病皮损发展，阻止受累关节的放射学进展。

（4）生物制剂：依那西普是一种注射用重组人 II 型 TNF-α 受体—抗体融合蛋白，目前在国内临床应用较多，有显著改善关节病型银屑病皮肤和关节损害的作用，安全性亦较高。是否选择该药及用药时间长短应当视病情及患者经济情况而定。

（5）维 A 酸类药物：选用阿维 A，用药时间长短应当视病情而定。

（6）糖皮质激素：在关节炎症状急性进展期可系统应用糖皮质激素，但须在使用其他药物无明显效果时，并根据患者全身情况酌情应用。

（7）免疫调节剂：转移因子、胸腺肽等，选择用药及用药时间长短应视病情而定。

（8）中医中药：辨证施治。

4. 联合疗法：联合疗法是指两种或两种以上的方法联用，局部治疗经常与光疗或系统治疗联用，从而使各种治疗的不良反应降至最低。

5. 其他：健康教育和心理治疗等。

（九）出院标准

1. 临床症状好转。

2. 没有需要住院处理的并发症。

释义

·如果出现并发症，是否需要继续住院处理，具体由主管医师决定。

（十）变异及原因分析

1. 对常规治疗效果差，需延长住院时间。

2. 伴有其他基础疾病或并发症，需进一步诊断及治疗或转至其他相应科室诊治，延长住院时间，增加住院费用。

释义

·微小变异：因为医院检验项目的及时性，不能按照要求完成检查；因为节假日不能按照要求完成检查；患者不愿配合完成相应检查，短期不愿按照要求出院随诊。

·重大变异：因基础疾病需要进一步诊断和治疗；因各种原因需要其他治疗措施；医院与患者或家属发生医疗纠纷，患者要求离院或转院；不愿按照要求出院随诊而导致入院时间明显延长。

（十一）关节病型银屑病临床路径给药方案

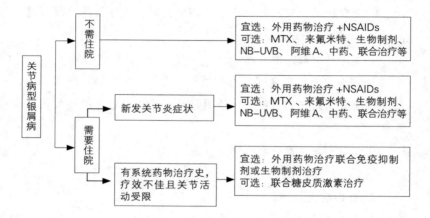

【药学提示】

1. NSAIDs 药物不良反应明显，尤其胃肠道副作用，重者可出现消化道溃疡和出血。注意治疗剂量个体化，足量无明显效果再改用另外一种，避免同时使用两种 NSAIDs 药物。

2. 甲氨蝶呤服用过程中注意监测血常规、肝肾功能，同时给予叶酸 5mg，每日一次，口服可减缓恶心、贫血等症状。注意甲氨蝶呤的累积毒副作用，可根据情况与其他药物交替治疗。

3. 环孢素 A 主要不良反应有肾毒性、高血压、胃肠道反应等。在治疗前和治疗期间均应监测肾功能和血压。庆大霉素、复方磺胺甲噁唑、西米替丁、雷尼替丁、双氯芬酸等药物与环孢素联合应用时均能增加肾毒性。

4. 生物制剂治疗寻常型银屑病安全性及有效性均高，使用前需排除患者有结核感染、潜在恶性肿瘤等可能。在使用过程中注意监测有无过敏反应、肌痛、结核播散、加重充血性心力衰竭等情况发生。

5. 维 A 酸类药物主要副作用为致畸，育龄女性患者需在知情同意后嘱其停药后 2 年之内避孕。服药期间可有皮肤黏膜干燥症状、皮肤弥漫脱屑及毛发脱落等。长期服用需注意监测血脂、肝功能。

【注意事项】

根据患者寻常型银屑病严重程度、用药史、全身情况、经济情况及患者需求制定个体化治疗方案。

【参考文献】

《临床诊疗指南——皮肤病与性病分册》（中华医学会编著，人民卫生出版社）、《临床技术操作规范——皮肤病与性病分册》（中华医学会编著，人民军医出版社）、《中国银屑病治疗专家共识（2014 版）》（中华医学会皮肤性病分会银屑病学组）。

二、关节病型银屑病临床路径表单

适用对象：第一诊断为关节病型银屑病（ICD-10:L40.5+）

患者姓名：   性别：   年龄：

门诊号：   住院号：

住院日期： 年 月 日   出院日期： 年 月 日

标准住院日：10～30 天

时间	住院第 1 天	住院第 2 天
主要诊疗工作	□询问病史及体格检查 □完成住院病历 □完成初步的病情评估和诊疗方案 □患者或其家属签署"告知及授权委托书"	□上级医师查房 □根据实验室检查的结果，完成病情评估并制订治疗计划 □必要时请免疫科等相关科室会诊 □患者或其家属签署"接受化学治疗知情同意书"（使用免疫抑制剂者） □患者或其家属签署"接受光学治疗知情同意书" □签署"自费用品协议书""生物制剂治疗同意书"（使用生物制剂者）
重点医嘱	**长期医嘱：** □皮肤科护理常规 □饮食（根据病情） □局部外用药物治疗 □物理治疗（必要时） □中成药（必要时） **临时医嘱：** □血常规、尿常规、大便常规＋潜血 □肝肾功能、电解质、血糖、血脂、RF、HLA-B27、免疫球蛋白、血沉、抗"O"、C反应蛋白、感染性疾病筛查 □胸片、心电图、关节片	**长期医嘱：** □局部外用药物治疗（视病情） □NSAIDs 治疗（视病情） □免疫抑制剂治疗（视病情） □生物制剂治疗（视病情） □保肝治疗（视病情） □支持治疗 □合并症治疗 **临时医嘱：** □请免疫科等相关科室会诊（必要时）

（续表）

病情变异记录	□无　　□有 原因： 1. 2.	□无　　□有 原因： 1. 2.
医师签名		

时间	住院第 3~10 天	住院第 10~30 天 （出院日）
主要诊疗工作	□观察血压等 □根据患者的病情变化和治疗反应及时调整治疗方案 □防治药物的不良反应	□上级医师诊疗评估，确定患者是否可以出院 □完成出院小结 □向患者及其家属交待出院后注意事项，预约复诊日期
重点医嘱	**长期医嘱：** □抗生素：根据咽拭子培养及药敏结果用药（有上呼吸道感染者） **临时医嘱：** □复查大便常规＋潜血、血常规、尿常规、肝肾功能、电解质等	**临时医嘱：** □出院带药 □门诊随诊
病情变异记录	□无　　□有 原因： 1. 2.	□无　　□有 原因： 1. 2.
医师签名		

红皮病型银屑病临床路径
（2016 年版）

一、红皮病型银屑病临床路径标准住院流程

（一）适用对象

第一诊断为红皮病型银屑病（ICD-10:L40.85）。

（二）诊断依据

根据《临床诊疗指南——皮肤病与性病分册》（中华医学会编著，人民卫生出版社）、《临床技术操作规范——皮肤病与性病分册》（中华医学会编著，人民军医出版社）、《中国银屑病治疗专家共识(2014版)》（中华医学会皮肤性病分会银屑病学组）。

1. 既往有明确的银屑病病史，累及体表面积大于90%，临床表现为弥漫性红斑，急性期炎症水肿明显，慢性期表面可附有大量麸皮样或片状鳞屑。

2. 手足皮肤常呈整片的角质剥脱，甲板可呈点状凹陷，亦可变黄、增厚及指甲剥离。

3. 可有发热、畏寒、头痛、全身不适的症状。浅表淋巴结常肿大。

4. 组织病理的诊断价值有限，与寻常型银屑病类似，可见表皮角化不全，棘层肥厚，真皮乳头呈棒状，内有弯曲而扩张的毛细血管。

（三）治疗方案的选择

红皮病型银屑病治疗的目的在于控制病情，减轻红斑、鳞屑等症状；减少复发，尽量降低副作用的发生，提高患者生活质量。治疗时，对患者病情进行评估是重要的环节。应遵循以下治疗原则：

正规：强调使用目前皮肤科学界公认的治疗药物和方法。

安全：各种治疗方法均应当以确保患者的安全为首要。

个体化：在选择治疗方案时，要全面考虑患者的病情、既往治疗史及药物的不良反应等，选择制订治疗方案。

1.外用药物治疗：不同病期，酌情采用收敛剂或润肤剂。

2.系统药物治疗

（1）维A酸类药物

（2）免疫抑制剂

（3）生物制剂

（4）抗感染药物

（5）免疫调节剂

（6）中药

3.物理治疗

4.联合治疗

5.序贯疗法

6.其他：健康教育和心理治疗等。

（四）标准住院日：约为21~45天

（五）进入路径标准

1.第一诊断须符合红皮病型银屑病疾病（ICD-10:L40.85）。

2.当患者同时具有其他疾病诊断，但在住院期间不需要特殊处理也不影响第一诊断的临床路径流程实施时，可以进入路径。

（六）入院第 1 天

1. 必需的检查项目：

（1）血常规、尿常规、大便常规＋潜血。

（2）血液学检查：肝肾功能、电解质、血糖、血脂、血沉、抗"O"、C 反应蛋白、感染性疾病筛查（乙肝、丙肝、艾滋病、梅毒等）、凝血功能检查。

（3）X 线胸片、心电图、腹部 B 超。

（4）皮肤活组织病理学检查（必要时）。

2. 根据患者病情可选择的检查项目：

（1）PPD 试验；肿瘤相关筛查：肿瘤抗原及标志物；选择行 B 超、CT、MRI 检查，消化道钡餐或内窥镜检查；心脏彩超等。

（2）尿妊娠试验（应用阿维 A 等治疗的妇女）。

（七）住院期间检查项目

必须复查的检查项目：

1. 血常规、尿常规、大便常规＋潜血。

2. 肝肾功能、电解质、血脂。

（八）治疗药物与方案选择。

1. 局部外用药：采用低刺激或无刺激保护剂，如凡士林；或 1/8 000 高锰酸钾溶液或淀粉液沐浴。选择用药及用药时间长短视病情而定。

2. 物理治疗：红皮病型银屑病患者慎用，在急性期之后可考虑窄谱 UVB 照射。

3. 系统用药：

（1）维 A 酸类药物：选用阿维 A。用药时间长短视病情而定。

（2）免疫抑制剂：可选用甲氨蝶呤、环孢素A等，选择用药及用药时间长短视病情而定。

（3）生物制剂：依那西普是一种注射用重组人Ⅱ型TNF-α受体-抗体融合蛋白，目前在国内临床应用较多。是否选择该药及用药时间长短视病情而定。

（4）抗感染药物：合并或继发感染者。

（5）中医中药：辨证施治。

4.联合疗法：联合疗法是指两种或两种以上的方法联用，局部治疗经常与系统治疗联用，从而使各种治疗的不良反应降至最低。

5.序贯疗法：指先使用一种强效药物清除皮损，然后改用一种更安全的、弱效的药物来维持治疗。例如，可以先系统使用环孢素A清除皮损，然后改为口服维A酸类药物作为维持治疗。

6.其他：健康教育和心理治疗等。

（九）出院标准。

1.临床症状好转，皮肤生理功能基本恢复。

2.没有需要住院处理的并发症。

（十）变异及原因分析

1.对常规治疗效果差，需延长住院时间。

2.伴有其他基础疾病或并发症，需进一步诊断及治疗或转至其他相应科室诊治，延长住院时间。

释义

·微小变异：因为医院检验项目的及时性，不能按照要求完成检查；因为节假日不能按照要求完成检查；患者不愿配合完成相应检查，短期不愿按照要求出院随诊。

·重大变异：因基础疾病需要进一步诊断和治疗；因各种原因需要其他治疗措施；医院与患者或家属发生医疗纠纷，患者要求离院或转院；不愿按照要求出院随诊而导致入院时间明显延长。

二、红皮病型银屑病临床路径表单

适用对象：第一诊断为红皮病型银屑病（ICD-10:L40.85）

患者姓名：　　　　　性别：　　　　年龄：

住院号：　　　　　住院日期：　　年　月　日

出院日期：　　年　月　日

标准住院日：21~45 天

时间	住院第 1 天	住院第 2~7 天
主要诊疗工作	□询问病史及体格检查 □完成住院病历 □完成初步的病情评估和诊疗方案 □患者或其家属签署"告知及授权委托书"	□上级医师查房 □根据实验室检查的结果，完成病情评估并制订治疗计划 □患者或其家属签署"接受免疫抑制剂治疗知情同意书"等 □签署"自费药物协议书"等
重点医嘱	**长期医嘱：** □皮肤科护理常规 □优质蛋白饮食 □健康教育 □局部外用药物治疗 □支持对症治疗（视病情） □中成药（必要时）	**长期医嘱：** □系统使用维 A 酸类药物（视病情） □抗炎、免疫调节治疗（视病情） □免疫抑制剂治疗（视病情） □生物制剂治疗（视病情） □合并症治疗（视病情） □物理治疗（视病情）

（续表）

	临时医嘱：	临时医嘱：
重点医嘱	□血常规、尿常规、大便常规＋潜血 □肝肾功能、电解质、血糖、血脂、凝血功能 □胸片、心电图、腹部B超 □血沉、抗"O"、C反应蛋白、感染性疾病筛查、肿瘤标志物筛查（必要时）	□相关科室会诊（必要时） □细菌培养＋药敏（必要时） □真菌培养＋药敏（必要时） □皮肤活检／病理（必要时） □淋巴结活检（必要时）
主要护理工作	□进行疾病和安全宣教 □入院护理评估 □制订护理计划 □帮助病人完成辅助检查	□观察患者生命体征和病情变化
病情变异记录	□无　　□有 原因： 1. 2.	□无　　□有 原因： 1. 2.
护士签名		
医师签名		

时间	住院第 8~20 天	住院第 21~45 天（出院日）
主要诊疗工作	□根据患者的病情变化和治疗反应及时调整治疗方案 □防治药物的不良反应	□上级医师诊疗评估，确定患者是否可以出院 □完成出院小结 □向患者及其家属交待出院后注意事项，预约复诊日期
重点医嘱	长期医嘱： □抗生素（有感染证据者，必要时） 临时医嘱： □复查大便常规＋隐血、血常规、尿常规、肝肾功能、电解质、血脂、血糖	临时医嘱： □出院带药 □门诊复诊 □健康教育
主要护理工作	□观察患者病情变化	□通知出院处 □帮助患者办理出院手续 □出院后疾病指导
病情变异记录	□无　□有 原因： 1. 2.	□无　□有 原因： 1. 2.
护士签名		
医师签名		

脓疱型银屑病临床路径
（2016 年版）

一、脓疱型银屑病临床路径标准住院流程

（一）适用对象

第一诊断为脓疱型银屑病（ICD-10:L40.100），通常指泛发性脓疱型银屑病。

（二）诊断依据

根据《临床诊疗指南——皮肤病与性病分册》（中华医学会编著，人民卫生出版社）、《临床技术操作规范——皮肤病与性病分册》（中华医学会编著，人民军医出版社）、《中国银屑病治疗专家共识(2014 版)》(中华医学会皮肤性病分会银屑病学组)。

1. 泛发性脓疱型银屑病：

（1）多为急性发病，可在数日至数周内脓疱泛发全身，先有密集的针尖大小的潜在的黄白色无菌性脓疱,部分可融合成脓糊。

（2）全身各处均可发疹，但以褶皱部及四肢屈侧为多见。有时甲床亦可出现小脓疱，甲板肥厚混浊等甲改变。

（3）常伴有高热、关节肿痛及全身不适，血常规检查白细胞数可增多。

（4）脓疱干涸后出现脱屑，在脱屑后又可出现新发脓疱，病程反复可达数月或更久。

2. 组织病理有辅助诊断价值

基本与寻常型银屑病相同，但棘层上部出现海绵状脓疱，疱内主要为中性粒细胞。真皮层炎症浸润较重，主要为淋巴细胞和组织细胞，有少量中性粒细胞。

3. 严重程度的分类

临床医师在制定合理的治疗方案前，需对银屑病的病情进行严重程度评估。

（三）治疗方案的选择

泛发性脓疱型银屑病的病情较重，可伴有发热等全身症状，大都需要系统治疗。全身症状严重者要注意加强支持疗法，预防并发症的发生，血浆输注有利于缓解病情，改善全身状况。其治疗的目的在于控制病情，延缓向全身发展的进程，减轻皮损及全身症状，稳定病情，减少复发或延长缓解期，尽量避免副作用，提高患者生活质量。

1. 系统药物治疗

（1）维 A 酸类药物

（2）免疫抑制剂

（3）糖皮质激素（其他系统药物不能控制，病情危重甚至危及生命时方考虑使用）

（4）抗感染药物（伴有感染时）

（5）免疫调节剂

（6）中药

2. 外用药物治疗

3. 物理治疗

4. 联合治疗

5.序贯疗法

（四）标准住院日约为 10～28 天

（五）进入路径标准

1.第一诊断符合 ICD-10:L40.100 脓疱型银屑病疾病编码。

2.当患者同时具有其他疾病诊断，但在住院期间不需要特殊处理也不影响第一诊断的临床路径流程实施时，可以进入路径。

（六）入院第 1 天

1.必需的检查项目：

（1）血常规、尿常规、大便常规＋潜血；

（2）血液学检查：肝肾功能、电解质、血糖、血脂、尿酸、血沉、抗"O"、C 反应蛋白、感染性疾病筛查（乙肝、丙肝、艾滋病、梅毒等）、凝血功能。

（3）皮肤活组织病理学检查（必要时）；

（4）X 线胸片、心电图、腹部 B 超。

2.根据患者病情可选择的检查项目：

（1）PPD 试验。

（2）肿瘤相关筛查：肿瘤抗原及标志物，B 超、CT、MRI 检查，消化道钡餐或内窥镜检查。

（3）肺功能、肺高分辨率 CT（胸片提示间质性肺炎者）、骨扫描（应用阿维 A 出现骨痛者）。

（4）尿妊娠试验（应用阿维 A 等治疗的妇女）。

（七）住院期间检查项目

必须复查的检查项目：

1.血常规、尿常规、大便常规。

2.肝肾功能、电解质、血脂。

（八）治疗药物与方案选择

1.局部用药：依据病情选择收敛剂、润肤剂等。选择用药及用药时间长短应视病情而定。

2.物理治疗：脓疱干涸消退后出现寻常型皮损，可酌情选择治疗方案。对于病情顽固或频繁复发的病例，脓疱消退后可采用窄谱中波紫外线(NB-UVB)治疗，一般先从小剂量开始，每周2~3次，逐渐递增光疗剂量，取得满意疗效后可延长光疗间隔进行巩固治疗。

3.系统用药

（1）维A酸类药物：重症或顽固病例常需要系统用药，在无禁忌症的情况下首选阿维A或新体卡松，成人起始剂量为20~30mg/d，可酌情加量至0.8~1.0mg/kg/d，用药2~3周后可明显改善病情。具体用药及用药时间长短视病情而定。

（2）免疫抑制剂：在阿维A效果不满意或不耐受时，可选择使用细胞周期抑制剂或免疫抑制剂，常用的有甲氨喋呤和环孢素，其他还包括吗替麦考酚酯、雷公藤等，选择用药及用药时间长短视病情而定。

（3）生物制剂：文献报道生物制剂对各种脓疱型银屑病有效，常用的有依那西普、英夫利昔单抗、阿达木单抗、乌司奴单抗等。选择用药及用药时间长短应当视病情而定。

（4）抗感染药物：主要用于合并感染或有感染指征的脓疱型银屑病，如青霉素、红霉素、头孢菌素等。选择用药及用药时间长短应当视病情而定。

（5）中医中药：辨证施治。

（6）糖皮质激素：只有在病情特别严重或出现其他严重并发

症时，用其他措施不能有效控制或由于滥用激素诱发的病例，才慎重使用糖皮质激素。这种情况下推荐与阿维A或免疫抑制剂联合治疗，取得满意疗效后首先减少糖皮质激素的用量直至停用。

4.联合疗法：联合疗法是指两种或两种以上的方法联用，局部给药及系统给药和物理疗法相结合，从而使各种治疗的不良反应降至最低。光疗也可以与多种生物制剂联合治疗银屑病，提高治疗的有效率。

5.序贯疗法：是指先使用一种强效药物清除皮损，然后改用一种更安全的、弱效的药物来维持治疗。

（九）出院标准

1.临床症状好转，脓疱干涸，可有寻常型银屑病皮损。

2.没有需要住院处理的并发症。

（十）变异及原因分析

1.对常规治疗效果差，需延长住院时间。

2.伴有其他基础疾病或并发症，需进一步诊断及治疗或转至其他相应科室诊治，延长住院时间。

释义

·微小变异：因为医院检验项目的及时性，不能按照要求完成检查；因为节假日不能按照要求完成检查；患者不愿配合完成相应检查，短期不愿按照要求出院随诊。

·重大变异：因基础疾病需要进一步诊断和治疗；因各种原因需要其他治疗措施；医院与患者或家属发生医疗纠纷，患者要求离院或转院；不愿按照要求出院随诊而导致入院时间明显延长。

二、脓疱型银屑病临床路径表单

适用对象：第一诊断为脓疱型银屑病（ICD-10:L40.100）

患者姓名：　　　　性别：　　　年龄：

住院号：　　　　　　　住院日期：　年　月　日

出院日期：　年　月　日　标准住院日：15~28 天

时间	住院第 1 天	住院第 2 天
主要诊疗工作	□询问病史及体格检查 □完成住院病历 □完成初步的病情评估和诊疗方案 □患者或其家属签署"告知及授权委托书"	□上级医师查房 □根据实验室检查的结果，完成病情评估并制定治疗计划 □必要时请相关科室会诊 □患者或其家属签署"接受化学治疗知情同意书"（使用免疫抑制剂者） □签署"自费药物协议书""生物制剂治疗同意书"
重点医嘱	**长期医嘱：** □皮肤科护理常规 □健康教育 □饮食（根据病情） □局部外用药物治疗 □物理治疗（必要时） □抗炎治疗（必要时） □中成药（必要时）	**长期医嘱：** □局部外用药物治疗 □维A酸类药物治疗(视病情) □免疫抑制剂治疗（视病情） □生物制剂治疗（视病情） □保肝治疗（视病情） □降脂治疗（视病情） □支持治疗 □合并症治疗

（续表）

重点医嘱	**临时医嘱：** □血、尿、大便常规 □肝肾功能、电解质、血糖、血脂、尿酸、凝血功能 □血沉、抗"O"、C反应蛋白、感染性疾病筛查（必要时） □胸片、心电图、腹部B超	**临时医嘱：** □相关科室会诊（必要时）
主要护理工作	□进行疾病和安全宣教 □入院护理评估 □制订护理计划 □帮助病人完成辅助检查	□观察患者病情变化
病情变异记录	□无　□有 原因： 1. 2.	□无　□有 原因： 1. 2.
护士签名		
医师签名		

时间	住院第 3~14 天	住院第 15~28 天 （出院日）
主要诊疗工作	□观察血压、脉搏等生命体征 □根据患者的病情变化和治疗反应及时调整治疗方案 □防治药物的不良反应	□上级医师诊疗评估，确定患者是否可以出院 □完成出院小结 □向患者及其家属交待出院后注意事项，预约复诊日期
重点医嘱	**长期医嘱：** □抗生素：合并感染或有感染指征时可使用抗生素 **临时医嘱：** □复查血常规、尿常规、大便常规、肝肾功能、电解质、血脂、血糖	**临时医嘱：** □出院带药 □健康教育 □门诊随诊
主要护理工作	□观察患者病情变化	□通知出院处 □帮助患者办理出院手续 □出院后疾病指导
病情变异记录	□无 □有 原因： 1. 2.	□无 □有 原因： 1. 2.
护士签名		
医师签名		

寻常型银屑病临床路径
（2016 年版）

一、寻常型银屑病临床路径标准住院流程

（一）适用对象

第一诊断为寻常型银屑病（ICD-10:L40.001）。

寻常型银屑病（psoriasis vulgaris, PV）是一种常见的容易复发的慢性炎症性皮肤病，是临床最为常见的一型银屑病。

（二）诊断依据

根据《临床诊疗指南——皮肤病与性病分册》（中华医学会编著，人民卫生出版社）、《临床技术操作规范——皮肤病与性病分册》（中华医学会编著，人民军医出版社）、《中国银屑病治疗专家共识(2014版)》(中华医学会皮肤性病分会银屑病学组)。

1.原发损害为粟粒至绿豆大小的红色丘疹，上覆多层银白色鳞屑，刮除后有薄膜和点状出血。病程中皮损形态可见点滴状到钱币状再到地图状演变。边界清，常伴程度不等的瘙痒。

2.皮损好发于头皮和四肢伸侧。头发上损害常致毛发成簇状外观，但不伴脱发。

3.少数病例可累及睑缘、口唇、颊黏膜、龟头及包皮。

4.甲板常呈点状凹陷，亦可出现变黄、增厚及指甲剥离等甲的改变。

5.一般为冬重夏轻，常反复发作。

释义

·诊断主要依据临床表现、皮损特点、好发部位、发病和季节的关系等。

·病程发展过程中皮损可表现为多种形态：点滴状银屑病、钱币状银屑病、地图状银屑病、环状银屑病、湿疹样银屑病、蛎壳样银屑病等。

·损害部位不同，临床表现各有特点：头皮银屑病、颜面银屑病、皱褶银屑病、反向银屑病、掌跖银屑病、指（趾）甲银屑病、黏膜银屑病等。

·皮肤病理主要用于不典型病例的鉴别诊断。

·严重程度的分类：在给银屑病患者制订合理的治疗方案前，临床医师需要对银屑病的严重程度进行评估。一个简单界定银屑病严重程度的方法称为十分制规则：即体表受累面积（BSA）>10%（10个手掌的面积），或银屑病皮损面积（PASI）>10%并且皮肤病生活质量指数（DLQI）>10即为重度银屑病。BSA<3%为轻度，3%~10%为中度。

（三）治疗方案的选择

根据《临床诊疗指南——皮肤病与性病分册》（中华医学会编著，人民卫生出版社）、《临床技术操作规范——皮肤病与性病分册》（中华医学会编著，人民军医出版社）、《中国银屑病治疗专家共识(2014版)》(中华医学会皮肤性病分会银屑病学组)。

1.外用药物治疗

2.物理治疗

3.系统药物治疗

（1）维A酸类药物

（2）免疫抑制剂

（3）生物制剂

（4）抗感染药物

（5）免疫调节剂

（6）中药

4.联合治疗

5.序贯疗法

6.其他：健康教育和心理治疗等

释义

·银屑病治疗的目的在于控制病情，延缓向全身发展的进程，减轻红斑、鳞屑、局部斑片增厚等症状，稳定病情，避免复发，尽量避免副作用，提高患者生活质量。

·治疗过程中与患者沟通并对患者病情进行评估是治疗的重要环节。

·对中、重度银屑病患者单一疗法效果不明显时，应当给予联合、轮换或序贯治疗。

·应当遵循以下治疗原则：

正规：强调使用目前皮肤科学界公认的治疗药物和方法。

安全：各种治疗方法均应当以确保患者的安全为首要，不能为追求近期疗效而发生严重不良反应，不应当使患者在无医生指导的情况下，长期应用对其健康有害的治疗方法。

个体化：在选择治疗方案时，要全面考虑银屑病患者的病情、需求、耐受度、经济承受能力、既往治疗史及药物的不良反应等，综合、合理地选择制订治疗方案。

（四）标准住院日为 10~21 天

释义

·根据患者具体情况，住院时间可以低于或高于上述住院天数。

（五）进入路径标准

1.第一诊断须符合 ICD-10:L40.001 寻常型银屑病疾病编码。

2.当患者同时具有其他疾病诊断，但在住院期间不需要特殊处理也不影响第一诊断的临床路径流程实施时，可以进入路径。

释义

·患者同时具有其他疾病影响第一诊断的临床路径流程实施时不适合进入临床路径。

（六）入院第 1 天

1.必需的检查项目：

（1）血常规、尿常规、大便常规；

（2）血液学检查：嗜酸性粒细胞计数、肝肾功能、电解质、血糖、血脂、RF、免疫球蛋白、血沉、抗"O"、C反应蛋白、感染性疾病筛查（乙肝、丙肝、艾滋病、梅毒等）；

（3）皮肤活组织病理学检查；

（4）X 线胸片、心电图。

2.根据患者病情可选择的检查项目：

（1）PPD 试验；肿瘤相关筛查：肿瘤抗原及标志物，选择行 B 超、CT、MRI 检查，消化道钡餐或内窥镜检查；心脏彩超等（应用生物制剂治疗者）；

（2）肺功能、肺高分辨率 CT（胸片提示间质性肺炎者）、骨扫描（应用阿维 A 出现骨痛者）；

（3）尿妊娠试验（应用阿维 A 等治疗的妇女）。

释义

·部分检查可以在门诊完成。

·根据病情部分检查可以不进行。

·典型皮损可根据临床表现诊断者不需要进行皮肤活检。

·如近期进行了胸部 X 线或胸部 CT 检查且无呼吸系统症状者可以不进行胸部 X 线正侧位片检查。

（七）住院期间检查项目

必须复查的检查项目：

1.血常规、尿常规、大便常规；

2.肝肾功能、电解质、血脂。

（八）治疗药物与方案选择

1.局部外用用药：依据病情选择润肤剂、角质促成剂、角质松解剂、维生素 D_3 衍生物、糖皮质激素、维 A 酸类制剂、地蒽酚、焦油类等各种外用制剂。选择用药及用药时间长短应视病情而定。中、强效的糖皮质激素、维生素 D_3 衍生物、他扎罗汀可作为局部治疗的一线药物。

2.物理治疗：可选用窄谱 UVB、光化学疗法（PUVA）、宽谱 UVB、激光等物理治疗手段。治疗时间和频率等应视病情而定。窄谱 UVB 是目前国内常用的光疗，可单独使用或与一些外用制剂和（或）系统用药联合应用。可用于各种临床类型的银屑病，但红皮病型和脓疱型银屑病患者慎用。

3.系统用药：

（1）维 A 酸类药物：阿维 A 或新体卡松等，选择用药及用药时间长短应当视病情而定。

（2）免疫抑制剂：可选用甲氨蝶呤、环孢素 A 等，选择用药及用药时间长短应当视病情而定。

（3）生物制剂：依那西普是一种注射用重组人Ⅱ型TNF-α受体-抗体融合蛋白，目前在国内临床应用较多。是否选择该药及用药时间长短应当视病情而定。

（4）抗感染药物：病原微生物感染是银屑病发病的重要诱因之一，通过应用药物控制感染，可以达到治疗银屑病的目的。主要应用于伴有上呼吸道感染的寻常型点滴状银屑病和一些红皮病型、脓疱型银屑病，可选用相应的有效的抗生素或抗菌药物，如青霉素、红霉素、头孢菌素等。选择用药及用药时间长短应当视病情而定。

（5）免疫调节剂：可选用如转移因子、胸腺肽等，选择用药及用药时间长短应视病情而定。

（6）中医中药：辨证施治。

4.联合疗法：联合疗法是指两种或两种以上的方法联用，局部治疗经常与光疗或系统治疗联用，从而使各种治疗的不良反应降至最低。光疗也可以与多种生物制剂联合治疗银屑病，提高治疗的有效率。

5.序贯疗法是指先使用一种强效药物清除皮损，然后改用一种更安全的、弱效的药物来维持治疗。例如，可以先系统使用环孢素A清除皮损，然后改为口服维A酸药物联合UVB作为维持治疗或改为生物制剂。序贯疗法同样可以在局部治疗中应用。钙泊三醇可以与糖皮质激素联用来清除皮损，并且降低前者作为单一治疗时引起的刺激性。之后，糖皮质激素可以逐渐减量至每周2次，或直接停用。与此同时，钙泊三醇类药物仍可继续维持使用。

6.其他：健康教育和心理治疗等。

（九）出院标准

1.皮损大部分消退，原皮损处遗留色素沉着斑或色素脱失斑。

2.没有需要住院处理的并发症。

释义

·如果出现并发症，是否需要继续住院处理，具体由主管医师决定。

（十）变异及原因分析。

1.对常规治疗效果差，需延长住院时间。

2.伴有其他基础疾病或并发症，需进一步诊断及治疗或转至其他相应科室诊治，延长住院时间。

释义

·微小变异：因为医院检验项目的及时性，不能按照要求完成检查；因为节假日不能按照要求完成检查；患者不愿配合完成相应检查，短期不愿按照要求出院随诊。

·重大变异：因基础疾病需要进一步诊断和治疗；因各种原因需要其他治疗措施；医院与患者或家属发生医疗纠纷，患者要求离院或转院；不愿按照要求出院随诊而导致入院时间明显延长。

（十一）寻常型银屑病临床路径给药方案

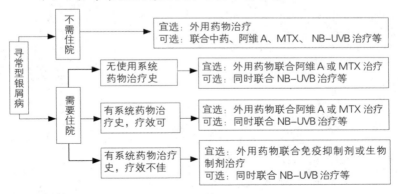

【药学提示】

1. 维A酸类药物主要副作用为致畸，育龄女性患者需在知情同意后嘱其停药后2年之内避孕。服药期间可有皮肤黏膜干燥症状、皮肤弥漫脱屑及毛发脱落等。长期服用需注意监测血脂、肝功能。

2. 甲氨蝶呤服用过程中注意监测血常规、肝肾功能，同时给予叶酸5mg，每天一次，口服，可减缓恶心贫血等症状。注意甲氨蝶呤的累积毒副作用，可根据情况与其他药物交替治疗。

3. 环孢素A主要不良反应有肾毒性、高血压、胃肠道反应等。在治疗前和治疗期间均应监测肾功能和血压。庆大霉素、复方磺胺甲噁唑、西米替丁、雷尼替丁、双氯芬酸等药物与环孢素联用时均能增加肾毒性。

4. 生物制剂治疗寻常型银屑病安全性及有效性均高，在使用前需排除患者是否有结核感染、潜在恶性肿瘤等可能。在使用过程中注意监测有无过敏反应、结核、加重充血性心力衰竭等情况发生。

二、寻常型银屑病临床路径表单

适用对象：第一诊断为寻常型银屑病（ICD-10:L40.001）

患者姓名：　　　　性别：　　　　年龄：

门诊号：　　　　　住院号：

住院日期：　年　月　日　　出院日期：　年　月　日

标准住院日：10～21天

时间	住院第 1 天	住院第 2 天
主要诊疗工作	□询问病史及体格检查 □完成住院病历 □完成初步的病情评估和诊疗方案 □患者或其家属签署"告知及授权委托书"	□上级医师查房 □根据实验室检查的结果，完成病情评估并制订治疗计划 □必要时请相关科室会诊 □患者或其家属签署"接受药物治疗的知情同意书"（使用免疫抑制剂者） □患者或其家属签署"接受光学治疗知情同意书" □签署"自费用品协议书""生物制剂治疗同意书"
重点医嘱	长期医嘱： □皮肤科护理常规 □饮食（根据病情） □局部外用药物治疗 □物理治疗（必要时） □免疫调节剂（必要时） □中成药（必要时） 临时医嘱： □血、尿、大便常规 □肝肾功能、电解质、血糖、血脂、抗可溶性抗原（ENA）、RF、免疫球蛋白、血沉、抗"O"、C反应蛋白、感染性疾病筛查 □胸片、心电图	长期医嘱： □局部外用药物治疗（视病情） □维 A 酸治疗（视病情） □免疫抑制剂治疗（视病情） □生物制剂治疗（视病情） □保肝治疗（视病情） □降脂治疗（视病情） □支持治疗 □合并症治疗 临时医嘱： □相关科室会诊（必要时）

（续表）

病情变异记录	□无　　□有 原因： 1. 2.	□无　　□有 原因： 1. 2.
医师签名		

时间	住院第 3~10 天	住院第 10~21 天 （出院日）
主要诊疗工作	□观察血压等 □根据患者的病情变化和治疗反应及时调整治疗方案 □防治药物的不良反应	□上级医师诊疗评估，确定患者是否可以出院 □完成出院小结 □向患者及其家属交待出院后注意事项，预约复诊日期
重点医嘱	**长期医嘱：** □抗生素：根据咽拭子培养及药敏结果用药（有上呼吸道感染者） 临时医嘱： □复查大便常规、血常规、肝肾功能、电解质、血脂	**临时医嘱：** □出院带药 □门诊随诊
病情变异记录	□无　　□有 原因： 1. 2.	□无　　□有 原因： 1. 2.
医师签名		

参考文献

[1] 杨春俊.银屑病防治问与答 [M].北京：人民卫生出版社，2015.

[2] 邵长庚.银屑病防治研究及合理治疗 [M].北京：中国协和医科大学出版社，2006.

[3] 杨雪琴.银屑病患者必读 [M].北京：人民卫生出版社，2009.

[4] 杨雪琴.预防银屑病复发 [M].北京：人民卫生出版社，2011.

[5] 中华医学会皮肤性病分会银屑病学组.中国银屑病治疗专家共识（2014 版）[S].中华皮肤科杂志，2014，47（3）：213-215.

[6] 中华医学会.临床技术操作规范——皮肤病与性病分册 [S].北京：人民军医出版社，2006.

[7] 中华医学会.临床诊疗指南——皮肤病与性病分册 [S].北京：人民卫生出版社，2006.

[8] 吴大真，牛富立，王凤岐，等.现代名中医银屑病治疗绝技 [M].北京：科学技术文献出版社，2006.

[9] Mayo Clinic Staff. Diagnosis & Treatment[OL]. https://www.mayoclinic.org/diseases-conditions/psoriasis/diagnosis-treatment/drc-20355845

[10] Psoriasis[OL].http://en.wikipedia.org/wiki/Psoriasis